肿瘤临床药物工作实践系列教程

抗肿瘤药物
相互作用手册

名誉主编　赵　杰

主　编　李国辉　董　梅

副主编　陈　喆　戴媛媛　方　罗　金鹏飞

刘玉国　肖洪涛

人民卫生出版社
·北京·

图书在版编目（CIP）数据

抗肿瘤药物相互作用手册 / 李国辉，董梅主编 . —
北京：人民卫生出版社，2024.8
ISBN 978-7-117-36034-0

Ⅰ.①抗…　Ⅱ.①李…②董…　Ⅲ.①抗癌药－药物
相互作用－手册　Ⅳ.①R979.1-62

中国国家版本馆 CIP 数据核字（2024）第 048478 号

人卫智网	www.ipmph.com	医学教育、学术、考试、健康， 购书智慧智能综合服务平台
人卫官网	www.pmph.com	人卫官方资讯发布平台

抗肿瘤药物相互作用手册
Kangzhongliu Yaowu Xianghu Zuoyong Shouce

主　　编：李国辉　董　梅
出版发行：人民卫生出版社（中继线 010-59780011）
地　　址：北京市朝阳区潘家园南里 19 号
邮　　编：100021
E - mail：pmph @ pmph.com
购书热线：010-59787592　010-59787584　010-65264830
印　　刷：鸿博睿特（天津）印刷科技有限公司
经　　销：新华书店
开　　本：787 × 1092　1/32　印张：7
字　　数：208 千字
版　　次：2024 年 8 月第 1 版
印　　次：2024 年 8 月第 1 次印刷
标准书号：ISBN 978-7-117-36034-0
定　　价：58.00 元
打击盗版举报电话：010-59787491　E-mail：WQ @ pmph.com
质量问题联系电话：010-59787234　E-mail：zhiliang @ pmph.com
数字融合服务电话：4001118166　E-mail：zengzhi @ pmph.com

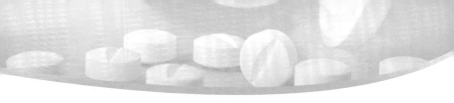

编者名单

名誉主编

赵 杰 郑州大学第一附属医院

主 编

李国辉 中国医学科学院肿瘤医院

董 梅 哈尔滨医科大学附属肿瘤医院

副 主 编

陈 喆 中国医学科学院肿瘤医院

戴媛媛 中国医学科学院肿瘤医院

方 罗 浙江省肿瘤医院

金鹏飞 北京医院

刘继勇 复旦大学附属肿瘤医院

刘玉国 山东省肿瘤医院

肖洪涛 四川省肿瘤医院

编 委(按姓氏汉语拼音排序)

卞晓岚 上海交通大学医学院附属瑞金医院

蔡 爽 中国医科大学附属第一医院

常莹莹 复旦大学附属肿瘤医院

郭玉娇 江苏省人民医院

姜 帅 哈尔滨医科大学附属肿瘤医院

金 瑶 哈尔滨医科大学附属肿瘤医院

孔树佳 云南省肿瘤医院

黎 苏 辽宁省肿瘤医院

刘　敏　中国医学科学院肿瘤医院

刘文辉　中南大学湘雅二医院

鲁方怡　云南省肿瘤医院

米秀芳　浙江省肿瘤医院

戚姝娅　中国医学科学院肿瘤医院

邱　悦　四川省肿瘤医院

时　静　山东省肿瘤医院

唐可京　中山大学附属第一医院

王　艳　辽宁省肿瘤医院

王文红　江西省肿瘤医院

王永庆　江苏省人民医院

武　乐　江西省肿瘤医院

易　涵　中国医科大学附属第一医院

张玉君　中国医学科学院肿瘤医院

赵　明　北京医院

赵丽岩　中山大学附属第一医院

周海燕　中国医学科学院肿瘤医院

周玉冰　郑州大学第一附属医院

朱琼妮　上海交通大学医学院附属瑞金医院

朱小红　哈尔滨医科大学附属肿瘤医院

前　言

　　恶性肿瘤是威胁我国居民健康的主要疾病之一,2020 年全球新发癌症病例 1 929 万例,其中我国占 23.7%,达到 457 万例。近年来抗肿瘤新药的种类增长迅速,药物相互作用的潜在风险也随之增加。同时随着我国人均寿命的延长,老年肿瘤患者的数量也日渐增多。由于老年人患基础疾病的比例较大,需要长期使用多种药物,在抗肿瘤治疗过程中,联合用药品种数较多的现象也突显出来,导致药物相互作用的安全隐患增加。鉴于此,在肿瘤临床治疗中,亟须精准判断药物相互作用的工具书。

　　根据临床需求,我们参考国内外药品说明书,并结合相关文献和临床工作实践,将具有明确临床意义的抗肿瘤药物相互作用的信息编撰成册,便于临床工作者快速查阅。

　　本书按药品通用名计,收录国内上市的抗肿瘤药物 170 种,包括西药 163 种和有抗肿瘤作用的中成药 7 种;其中具有相同化学成分的药品归在同一个词条下(如伊立替康词条下,含伊立替康注射液和伊立替康脂质体)。西药涵盖细胞毒性药物、激素类抗肿瘤药物和新型抗肿瘤药物(含小分子靶向药物和单克隆抗体类药物)。经国家药品监督管理局(National Medical Products Administration,NMPA)批准上市、有明确抗肿瘤作用且存在相互作用的中成药及相关制剂收入本手册。该书对每种药物的药理学分类、剂型、药动学信息及药物的相互作用进行概述,其中包括药动学相互作用、药效学相互作用和其他相互作用。

　　根据药物相互作用对临床治疗的影响程度,本书将相互作用主要分为避免合用及加强监测两个级别。参考文献包括我国 NMPA 和美国食品药品监督管理局(Food and Drug Administration,FDA)的药品说明书、国内外药物相互作用的专业网站和数据库,以及国内外相关文献;并结合药师的临床实践经验甄选后列出,以增强本书的实用性。

附录汇总了临床常见 CYP 酶抑制剂类药物及分级、临床常见 CYP 酶诱导剂类药物及分级、转运蛋白抑制剂、延长 Q-T 间期的高风险药品、国内外相关指南对肿瘤患者接种疫苗的建议及我国已上市疫苗的类别。正文中出现的药品名称在书末索引中汇总,便于读者查找。

虽然综合各方资料及数据,但许多问题目前尚无统一标准和结果,书中内容无法涵盖及精准反映所有相互作用问题。若在临床实践中遇到相关用药问题,建议在符合法律法规的前提下,取得患者知情同意,由多学科专业人员讨论研判,结合最新研究进展,确定最终药物治疗方案。

本书专注于对抗肿瘤药物的相互作用,力求为药师和医师提供全面、精练、实用的抗肿瘤药物相互作用信息,保障患者用药安全,提升医疗服务质量。由于编者水平有限,可能存在诸多疏漏与不足,恳请各位同行批评指正。

编者

2023 年 10 月

目　录

第一篇 概论

药物相互作用指两种或两种以上药物同时或在一定时间内先后应用时,在机体因素(如药物代谢酶、药物转运蛋白、药物基因多态性等)的影响下,由于彼此之间的交互作用而发生的药动学或药效学的变化。临床上可表现为疗效增强和/或毒副作用加重,也可表现为疗效减弱和/或毒副作用减轻。按照发生的原理可分为药动学相互作用和药效学相互作用。药动学相互作用主要指药物在吸收、分布、代谢和排泄过程中的相互影响,改变了药物在血浆或作用靶点的浓度,导致药效或不良反应的变化;药效学相互作用指药物作用在相同或不同受体上,产生疗效的协同、相加或拮抗作用,对药物浓度没有明显影响。

一、药动学相互作用

药物在体内的过程涉及吸收、分布、代谢、排泄。吸收环节受到胃动力、pH、吸附、转运蛋白等因素影响;分布环节的影响主要来自血浆蛋白结合率对游离药物浓度的改变;药物代谢包括 I 相氧化还原反应和 II 相结合反应,是药物相互作用研究最多的环节;肾小管的转运、分泌、pH 等因素影响药物排泄。

为了增加药物的吸收,使药物能够穿越细胞的脂质双分子层,进入到作用部位,许多药物被设计成脂溶性。因此药物一般需要经过 I 相氧化、还原或水解反应和 II 相结合反应,转化为水溶性物质,才能从尿液或胆汁中排泄出去,有些外排过程还需转运蛋白的协助。由此可见,影响药动学相互作用的主要因素涉及药物代谢酶(包括 I 相氧化酶和 II 相结合酶)、药物转运蛋白、药物代谢的基因多态性等。其中 I 相代谢酶主要涉及 CYP 酶家族(cytochrome P450 enzyme system,

CYP450)、黄素单加氧酶(flavin monooxygenase,FMOs)、环氧化物水解酶(epoxide hydrase,EH)、羧酸酯酶(carboxylesterase,CES)等;Ⅱ相代谢酶包括尿苷二磷酸葡萄糖醛酸基转移酶(UDP-glucuronyltransferase,UGT)、谷胱甘肽硫转移酶(glutathione S-transferase,GST)和甲基转移酶(methyltransferase,MT)等;药物转运蛋白包括 P 糖蛋白(P-glycoprotein,P-gp)、乳腺癌耐药蛋白(breast cancer resistance protein,BCRP)、有机阴离子转运体(organic anion transporters,OATs)、有机阳离子转运体(organic cation transporters,OCT)、有机阴离子转运多肽(organic anion-transporting polypeptide,OATP)和多药及毒性化合物外排转运蛋白(multidrug and toxic compound extrusion transporter,MATE)等。

1. 药物代谢酶与药物相互作用　Ⅰ相氧化还原反应中,CYP450 酶介导的药物相互作用是目前已知的主要药物相互作用途径。细胞色素酶 P450(cytochrome P450 enzyme system,CYP450),主要存在于肝脏和其他组织的内质网中,是一类血红蛋白偶联单加氧酶,主要参与药物的生物转化中的氧化反应。CYP450 酶系是由许多结构和功能类似的同工酶组成的一个庞大超家族,据估算约有一半以上的处方药经 CYP450 代谢,且很多药物是 CYP450 酶的诱导剂或抑制剂。其他Ⅰ相代谢酶如环氧化物水解酶(EH),可参与代谢过程中生成的细胞毒物的灭活过程,EH 也可被药物诱导或抑制(如丙戊酸是 EH 的抑制剂);羧酸酯酶(CES)起代谢活化的作用,许多前药(如氯吡格雷、奥司他韦、沙库巴曲等)通过羧酸酯酶代谢为有活性的药物;黄素单加氧酶(FMOs)可代谢疏水性药物,FMOs 有不易被诱导或抑制的特点,使其理论上不参与介导药物间相互作用。

Ⅱ相反应为结合反应,药物经Ⅰ相反应生成的代谢物在Ⅱ相代谢酶的作用下,与内源性物质结合,增加水溶性,以利于代谢产物的排出。UGT 是最重要的Ⅱ相代谢酶,主要存在于消化道和肝脏,UGT 能够被诱导,存在底物竞争,也受基因多态性的影响;GST 可催化还原型谷胱甘肽(GSH)与亲电子的化合物结合,降低环氧化物的毒性,GST 的活性可受药物和基因多态性的影响;磺基转移酶(sulfotransferase,SULT)催化Ⅰ相反应产生的代谢产物生成硫酸酯化合物,降低活性; MT 催化甲基结合反应,底物的特异性较高;Ⅱ相代谢酶中,除了 UGT,目前对于其他酶诱导和抑制的研究相对较少,对它们所介导药物相互作用的了解也不足。

2. 药物转运蛋白与药物相互作用 药物转运蛋白也称转运体,是位于细胞膜上的功能性膜蛋白,按底物跨膜转运方向可分为参与药物摄取和外排的两大类转运体。介导药物进入细胞的转运体可将底物摄取至靶部位而发挥药效,属于可溶性载体(solute carrier,SLC),主要包括氨基酸转运体(L-type amino transporter,LAT)、寡肽转运体(peptide transporters,PEPTs)、钠依赖性续发性主动转运体(sodium dependent secondary active transporters,SGLTs)、钠非依赖性易化扩散转运体(sodium-independent facilitated diffusion transporters,GLUTs)、一元羧酸转运体(monocar-boxylate transporter,MCT)、有机阴离子转运体、有机阳离子转运体等。介导药物外排的转运体主要包括P糖蛋白、多药耐药相关蛋白(multidrug resistance associated proteins,MRPs)、乳腺癌耐药蛋白及胆酸盐外排泵(bile salt export pump,BSEP),属于ATP结合盒转运体(ATP binding cassette,ABC)家族。药物转运体多位于小肠、肾脏和肝脏的上皮细胞,可发挥选择性摄取或外排药物的作用,因此在转运体药物相互作用中扮演了重要角色。

二、药效学相互作用

药效学相互作用中,相加是指药物组合引起的总体效果为组合中每个单独药物的药理作用的总和;当药物组合的总体效果大于单药使用时,称为协同作用;而当药物组合效果小于单药使用时,称为拮抗作用。相互作用可以是有益的,也可以是不利的,临床中可以有意利用有益的相互作用,尽量避免不利的相互作用。例如,在肿瘤化疗方案中,亚叶酸与氟尿嘧啶联合使用,可增强氟尿嘧啶对胸苷酸合成酶的抑制,这是利用了亚叶酸与氟尿嘧啶药效学的协同作用,增加药物的抗肿瘤活性。

在药物研发中,美国、中国、欧盟等国家和地区有明确的药动学相互作用研究指导原则,相比之下药效学相互作用的研究缺乏统一的评价标准,尚无相关指导原则。造成此种情况的原因,一是缺乏对每种药物详细作用机制的了解,以及对药物暴露量与药效关系的深度认知;二是大多数药效学相互作用研究仅限于高通量体外筛选研究阶段,较少在体内(如动物模型或临床试验等)复杂的病理生理系统中进行药效学相互作用的测试和研究。近年来,随着相关学科的发展,定量系统药理学(quantitative systems pharmacology,QSP)建模等相关研究方法逐步应用于预测和评估药效学相互作用的研究中。尽管目前尚缺乏官方的药效学相互作用研究指导原则,但数学建模策略和计算技术的快速发展为药效学相互作用的研究带来了新机遇。

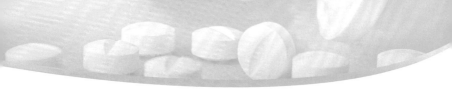

第二篇　西药

第一章　细胞毒性药物

作用于 DNA 分子结构的药物

苯丁酸氮芥　Chlorambucil

1. 概述

烷化剂类细胞毒性抗肿瘤药物,为口服剂型。口服 ^{14}C 标记的苯丁酸氮芥后,经胃肠道吸收良好,最大血浆放射活性出现在给药后 40~70min。口服给予苯丁酸氮芥 0.2mg/kg 后,平均血药浓度峰值为 (492 ± 160) ng/ml,达峰时间为 0.25~2h,平均终末血浆药物消除半衰期为 (1.3 ± 0.5) h。

苯丁酸氮芥及其代谢物广泛结合血浆和组织中的蛋白;代谢途径为丁酸侧链的 β 氧化作用,主要代谢产物为双 -2- 氯乙基 -2(4- 氨基苯基)乙酸[苯乙酸氮芥(PAAM)];苯丁酸氮芥从血浆中消失,尿中排泄水平低。

2. 药物相互作用

与安乃近联用,可增强苯丁酸氮芥骨髓抑制的不良反应,增加粒细胞缺乏症和全血细胞减少的风险,可能引起血液系统严重不良反应,应避免合用。

与其他引起免疫抑制或骨髓抑制的药物联用,可导致严重感染,应避免合用:阿布昔替尼、巴瑞替尼、芦可替尼、托法替布、乌帕替尼、克拉屈滨、治疗用卡介苗。

苯丁酸氮芥可能会降低硫培非格司亭的治疗效果,避免在苯丁酸氮芥化疗结束后24h内使用硫培非格司亭。

与苯丁唑酮(保泰松)联用,加强苯丁酸氮芥的毒性,应加强监测,减少苯丁酸氮芥的标准用量。

吡美莫司、他克莫司有免疫抑制作用,说明书不建议免疫受损或免疫抑制患者使用吡美莫司乳膏或他克莫司软膏,但文献报道通过皮肤进入血液循环的药物十分有限。建议特殊情况下应结合临床,充分权衡获益和风险,在密切监测下谨慎使用。

不建议同时接种活疫苗和灭活疫苗。

(编写:江苏省人民医院)

(审核:中南大学湘雅二医院,哈尔滨医科大学附属肿瘤医院)

美法仑　Melphalan

1. 概述

烷化剂类细胞毒性抗肿瘤药物,为口服和注射剂型。口服美法仑 0.6mg/kg 后,药物个体吸收差异大,表现在血浆中首先出现药物的时间(0~336min)和药物的血浆峰浓度值 70~630ng/ml 两个方面。口服美法仑 0.2~0.25mg/kg 后,达到血药峰浓度(87~350ng/ml)的时间为 0.5~2.0h。口服和注射美法仑的稳态分布体积为 0.5L/kg。脑脊液的渗透率很低。平均血浆蛋白结合率为 50%~90%,血清白蛋白是主要结合蛋白,占血浆蛋白结合的 40%~60%。主要通过化学水解为无活性的单羟基和二羟基美法仑从血浆中清除,肾脏排泄对美法仑的清除影响较低。口服美法仑的平均消除半衰期约为 1h;注射美法仑的药物血浆浓度呈双指数快速下降,分布期和终末消除半衰期分别为 10min 和 75min,不同研究中平均全身清除率(creatinine clearance,CL)不同,但是观察到典型数值为 7~9ml/(min·kg) [250~325ml/(min·m^2)]。

2. 药物相互作用

与其他引起免疫抑制或骨髓抑制的药物联合使用,可导致严重感染,应避免合用,如:阿布昔替尼、巴瑞替尼、芦可替尼、托法替布、乌帕替尼、克拉屈滨、治疗用卡介苗。

与安乃近联合使用,可增强美法仑骨髓抑制的作用,增加粒细胞缺乏和全血细胞减少的风险,应避免合用。

美法仑可能会降低硫培非格司亭的治疗效果,避免在美法仑化疗结束后24h内使用硫培非格司亭。

吡美莫司、他克莫司有免疫抑制作用,说明书不建议免疫受损或免疫抑制患者使用吡美莫司乳膏或他克莫司软膏,但文献报道通过皮肤进入血液循环的药物十分有限。建议特殊情况下应结合临床,充分权衡获益和风险,在密切监测下谨慎使用。

不建议同时接种活疫苗和灭活疫苗。

(编写:江苏省人民医院)
(审核:中南大学湘雅二医院,哈尔滨医科大学附属肿瘤医院)

环磷酰胺 Cyclophosphamide

1. 概述

烷化剂类细胞毒性抗肿瘤药物,有口服和注射剂型。口服环磷酰胺几乎全部从胃肠道吸收,静脉或口服药物的血浆浓度水平是生物等效的。成人静脉注射后,24h内环磷酰胺及其代谢产物的血浆浓度大幅下降,但在72h内仍可在血浆内检测到。环磷酰胺的血浆半衰期成人为7h,儿童为4h。

环磷酰胺在体外不被激活,肝脏是其在体内活化的主要部位,肝微粒体细胞色素P450包括CYP2A6、CYP2B6、CYP3A4、CYP3A5、CYP2C9、CYP2C18和CYP2C19激活约75%的环磷酰胺。环磷酰胺与大多数蛋白不结合,而其代谢产物有50%与血浆蛋白结合。环磷酰胺及其代谢产物可通过胎盘屏障,在脑脊液和乳汁中也可检测到环磷酰胺;主要经肾脏排出。

2. 药物相互作用

与其他引起免疫抑制或骨髓抑制的药物合用,可导致严重感染,应避免合用,包括但不限于:阿布昔替尼、巴瑞替尼、芦可替尼、托法替布、乌帕替尼、克拉屈滨、治疗用卡介苗。

与安乃近联合使用可增强环磷酰胺的骨髓抑制作用,增加粒细胞缺乏症和全血细胞减少的风险,可能引起血液系统严重不良反应,应避免合用。

环磷酰胺可能会降低硫培非格司亭的治疗效果,避免在环磷酰胺化疗结束后24h内使用硫培非格司亭。

与降低环磷酰胺活化作用的药物合用,可降低环磷酰胺治疗有效性,应加强监测,必要时调整剂量:安非他酮、氯霉素、环丙沙星、氟康唑、伊曲康唑、磺胺类药、阿瑞匹坦、白消安、塞替派。

与别嘌醇、水合氯醛、西咪替丁、双硫仑、甘油醛、CYP 酶诱导剂(如利福平、苯巴比妥、苯妥英、卡马西平、圣约翰草和皮质类固醇)合用,可能引起细胞毒性代谢产物浓度升高,从而导致环磷酰胺副作用发生频率和严重程度增加,应加强监测。

与琥珀酰胆碱合用,可增加琥珀胆碱血清浓度,应考虑减少琥珀胆碱的剂量,并密切监测神经肌肉阻断作用。

与蛋白酶抑制剂合用可能会增加细胞毒性代谢产物的浓度;与血管紧张素转化酶抑制剂(angiotensin converting enzyme inhibitor,ACEI)类药物、紫杉醇、噻嗪类利尿剂、齐多夫定合用,可能导致环磷酰胺血液毒性和 / 或免疫抑制增加;与蒽环类药物、阿糖胞苷、喷司他丁、曲妥珠单抗合用,可能导致心脏毒性增加;与胺碘酮合用,可能导致肺毒性增加;与两性霉素 B、吲哚美辛合用,可能导致肾毒性增加;与白消安、硫唑嘌呤、别嘌醇和氢氯噻嗪合用,可能增加其他毒性;与以上药物合用时应加强监测。

他克莫司、吡美莫司有免疫抑制作用,说明书不建议免疫受损或免疫抑制患者使用吡美莫司乳膏或他克莫司软膏,但文献报道通过皮肤进入血液循环的药物十分有限。建议特殊情况下应结合临床,充分权衡获益和风险,在密切监测下谨慎使用。

不建议同时接种活疫苗与灭活疫苗。

(编写:江苏省人民医院)
(审核:中南大学湘雅二医院,哈尔滨医科大学附属肿瘤医院)

异环磷酰胺　Ifosfamide

1. 概述

烷化剂类细胞毒性抗肿瘤药物,为注射剂型。异环磷酰胺血浆蛋白结合率较低,分布容积大约相当于全身总体液量。静脉给药后,可在数分钟内在各器官和组织检测到异环磷酰胺。异环磷酰胺及其 4- 羟基 - 代谢产物的血浆半衰期是 4~7h;主要通过肾脏排泄。按 1.6~

2.4g/(m²·d)的剂量连续3d分次给药时,剂量的57%在72h内以代谢产物或未转化的异环磷酰胺的形式排泄;按3.8~5.0g/m²单次大剂量给药时,给药剂量的80%在72h内以代谢产物或未转化的异环磷酰胺的形式排泄。上述剂量的未转化药物的排泄量分别达15%和53%。

　　2. 药物相互作用

　　夫西地酸(全身)可增加血清中异环磷酰胺的浓度,增加异环磷酰胺的毒性,应避免合用。

　　与其他引起免疫抑制或骨髓抑制的药物联合使用,可导致严重感染,应避免合用:阿布昔替尼、巴瑞替尼、治疗用卡介苗、克拉屈滨、芦可替尼、托法替布、乌帕替尼。

　　与安乃近联用,可增加异环磷酰胺骨髓抑制的作用,增加粒细胞缺乏和全血细胞减少的风险,可能引起血液系统严重不良反应,应避免合用。

　　异环磷酰胺可能会降低硫培非格司亭的治疗效果,避免在异环磷酰胺化疗结束后24h内使用硫培非格司亭。

　　与ACEI类药物、卡铂、顺铂合用,可能导致血液毒性和/或免疫抑制增加;与蒽环类药物合用,可能导致心脏毒性增加;与胺碘酮合用,可能导致肺毒性增加;与阿昔洛韦、氨基糖苷类药物、两性霉素B、卡铂、顺铂合用,可能导致肾毒性增加;与白消安合用,可能增加出血性膀胱炎的风险;与止吐药、抗组胺药、麻醉药、镇静药合用,可能导致中枢神经系统(central nervous system,CNS)叠加效应;与CYP450酶诱导剂(卡马西平、糖皮质激素、利福平、苯巴比妥、苯妥英、圣约翰草)合用,可能增加毒性代谢物的生成;与CYP3A4抑制剂(酮康唑、氟康唑、伊曲康唑、索拉非尼)合用,异环磷酰胺活化和代谢减少,可能影响治疗的有效性,增加与CNS和肾毒性相关的一种代谢物的生成;与他莫昔芬和化疗合用可能增加血栓栓塞性并发症的风险;与顺铂合用,诱发听力损失加重;与伊立替康合用,可能降低伊立替康活性代谢物的形成;与多西他赛合用,可增加胃肠道毒性;与华法林等抗凝药物合用,可能增强后者的抗凝血作用而导致出血的危险性增加;与别嘌醇及氢氯噻嗪合用,可能加重骨髓抑制毒性;与氯丙嗪、三碘甲状腺素及醛脱氢酶抑制剂如双硫仑合用可增强其效能及毒性;与磺胺类降糖药物合用,可增强降血糖作用;与氯化琥珀胆碱合用,可加强肌松效能。与以上药物联合使用时应加强监测,必要时进行剂量调整。

他克莫司、吡美莫司有免疫抑制作用,说明书不建议免疫受损或免疫抑制患者使用吡美莫司乳膏或他克莫司软膏,但文献报道通过皮肤进入血液循环的药物十分有限。建议特殊情况下应结合临床,充分权衡获益和风险,在密切监测下谨慎使用。

不建议同时接种活疫苗与灭活疫苗。

(编写:江苏省人民医院)
(审核:中南大学湘雅二医院,哈尔滨医科大学附属肿瘤医院)

卡莫司汀 Carmustine

1. 概述

烷化剂类抗肿瘤药,为注射液剂型。卡莫司汀静脉注射入血后迅速分解,由肝脏代谢,代谢物可在血浆中停留数日,造成延长骨髓毒性。可能有肝肠循环,有 60%~70% 由肾排出,1% 由粪排出,10% 以二氧化碳形式由呼吸道排出。生物半衰期 15~30min,脑脊液中的药物浓度为血浆中的 50% 或 50% 以上。

2. 药物相互作用

应避免与有严重降低白细胞、血小板作用,或产生严重胃肠反应的药物联用。安乃近可增加粒细胞缺乏症和全血细胞减少症的风险,应避免与此类药物同时使用。

与能引起免疫抑制药物联合使用,可导致严重感染,增加不良反应风险,应避免合用,如阿布昔替尼、巴瑞替尼、托法替布、乌帕替尼、克拉屈滨、治疗用卡介苗。

西咪替丁、去铁酮可增强卡莫司汀的骨髓抑制作用,应考虑更换治疗药物,如果无法避免联合用药,应监测卡莫司汀骨髓毒性。

与来氟米特同时使用,增加严重和致命的感染机会,应加强监测。

卡莫司汀可以降低苯妥英的血清浓度,建议使用苯妥英的患者更换其他治疗药物,如需联合使用,应密切监测苯妥英浓度,并根据需要调整苯妥英剂量。苯巴比妥可以加快卡莫司汀代谢,降低卡莫司汀的血清浓度,如果合并使用需加强监测。

说明书不建议免疫受损或免疫抑制患者使用他克莫司软膏或

吡美莫司乳膏,但文献报道通过皮肤进入血液循环的药物十分有限。建议特殊情况下应结合临床,充分权衡获益和风险,在密切监测下谨慎使用。

卡莫司汀可抑制身体免疫机制,使疫苗接种不能激发身体抗体产生。化疗结束后三个月内不宜接种活疫苗。

（编写：上海交通大学医学院附属瑞金医院）

（审核：浙江省肿瘤医院）

雌莫司汀　Estramustine

1. 概述

雌二醇和氮芥结合的抗肿瘤药物,胶囊剂。雌莫司汀磷酸钠在肠和前列腺内能迅速去磷酸化释放雌莫司汀和雌酮氮芥,并在前列腺组织中积聚。这些代谢物在血浆中的半衰期为 10~20h。

2. 药物相互作用

含钙、镁、铝的药物(醋酸钙、碳酸钙、柠檬酸钙、葡萄糖酸钙和乳糖酸钙、乳酸钙等)可能影响雌莫司汀的吸收,应避免同时服用,如同服需要加强监测雌莫司汀的疗效。

与 ACEI 类药物(培哚普利、西拉普利等)有相互作用,可能导致血管性水肿的风险增加,如合用需要加强监测。

雌激素类药物可能通过抑制代谢而增加三环类抗抑郁药的疗效和毒性,与三环类抗抑郁药合用建议加强监测。

雌莫司汀可导致患者免疫抑制效应,增加感染风险,对正在接受雌莫司汀治疗的患者应该避免接种活疫苗。

（编写：上海交通大学医学院附属瑞金医院）

（审核：浙江省肿瘤医院）

司莫司汀　Semustine

1. 概述

细胞周期非特异性抗肿瘤药物,为胶囊剂。司莫司汀入血后迅速分解,与血浆蛋白结合,存在肝肠循环,代谢产物在血浆中浓度持续时间长,47% 从尿排泄,小于 10% 从呼吸道排出。司莫司汀脂溶性强,可通过血脑屏障,进入脑脊液。服用经 ^{14}C 标记的药物 30min 后,即可在脑脊液中测到相当强的放射活性,约为血浆中浓度的 15%~30%。

2. 药物相互作用

避免同时联合其他对骨髓抑制较强的药物。

司莫司汀可抑制身体免疫机制,可导致疫苗接种后不能激发身体产生抗体。用药结束后三个月内不宜接种活疫苗。

(编写:上海交通大学医学院附属瑞金医院)

(审核:浙江省肿瘤医院)

福莫司汀　Fotemustine

1. 概述

烷化剂类抗肿瘤药物,注射剂。血浆蛋白的结合率 25%~30%,可透过血脑屏障。在人体静脉滴注后,血浆消除动力学为单指数或双指数,终末半衰期短。

2. 药物相互作用

福莫司汀可以导致苯妥英在消化道吸收减少,从而诱发惊厥,应避免合用。

与能引起免疫抑制的药物联合使用,可导致严重感染,增加不良反应风险,应避免合用,如阿布昔替尼、巴瑞替尼、克拉屈滨、托法替布、乌帕替尼、治疗用卡介苗等。

因联合使用福莫司汀和安乃近可增加粒细胞缺乏症和全血细胞减少症的发生风险,应避免同时使用。

高剂量达卡巴嗪与福莫司汀在同一天同时应用时偶发肺毒性(急性成人呼吸窘迫综合征),应避免合用。

与来氟米特、地舒单抗同时使用,增加严重和致命的感染机会,应加强监测。

肿瘤患者接受口服抗凝血剂治疗期间服用福莫司汀,需要加强国际标准化比值(international normalized ratio,INR)的监测。

不推荐与减毒活疫苗联合使用。

(编写:上海交通大学医学院附属瑞金医院)

(审核:浙江省肿瘤医院)

苯达莫司汀　Bendamustine

1. 概述

烷化类抗肿瘤药物,为注射剂。苯达莫司汀血浆蛋白结合率
94%~96%。主要通过水解单羟基和二羟苯达莫司汀代谢,经 CYP1A2
形成活性的次代谢物。苯达莫司汀的人体清除率约为 700ml/min,中位
半衰期约为 40min,50% 经尿排泄,25% 经粪便排泄。

2. 药物相互作用

体外研究表明,苯达莫司汀并不抑制 CYP1A2、2C9/10、2D6、2E1
或 3A4/5,不会诱导 CYP1A2、CYP2A6、CYP2B6、CYP2C8、CYP2C9、
CYP2C19、CYP2E1 或 CYP3A4/5 酶的代谢。

CYP1A2 强效及中效抑制剂(见附录 1)可能增加苯达莫司汀的血
清浓度,并降低苯达莫司汀活性代谢物的浓度,导致苯达莫司汀毒性增
加,合用建议更换治疗药物。

CYP1A2 中度诱导剂(见附录 2)可降低苯达莫司汀的血清浓度,
并升高其活性代谢物浓度,导致苯达莫司汀疗效降低,建议调整治疗
方案。

体外实验表明,P 糖蛋白(P-gp)、乳腺癌耐药蛋白(Breast cancer
resistance protein,BCRP)和 / 或其他外排转运体可能具有转运苯达莫
司汀的作用,合用建议加强监测。

应避免与安乃近、克拉屈滨等有骨髓抑制作用的药物联用,避免骨
髓抑制不良反应的增加。

苯达莫司汀会降低治疗用卡介苗的治疗效果,应避免联合使用。

(编写:上海交通大学医学院附属瑞金医院)

(审核:浙江省肿瘤医院)

白消安　Busulfan

1. 概述

白消安为烷化剂类细胞毒性抗肿瘤药物,分为口服和注射两种剂
型。白消安易通过血脑屏障。口服制剂和静脉制剂都符合一室模型。
胃肠道吸收良好,血浆浓度约在 0.9h 内达到峰值。白消安的表观分布

容积约为 0.94L/kg,血浆蛋白(主要是白蛋白)结合率约为32%,且为不可逆结合。白消安的主要代谢方式是与谷胱甘肽结合,既有自发结合,也有 GST 催化下的结合,结合后在肝脏内进一步氧化代谢。每隔6h 静脉滴注 0.8mg/kg 白消安,4d 内注射 16 剂后其清除率为 2.52ml/(min·kg),且儿童对此药的清除率高于成人。白消安的消除半衰期约为2.6h,主要以代谢物形式经肾脏排出。

2. 药物相互作用

白消安与其他可引起免疫抑制或骨髓抑制的药物联合使用,可致严重感染,应避免合用:如安乃近、阿布昔替尼、巴瑞替尼、克拉屈滨、芦可替尼、那他珠单抗、托法替布、乌帕替尼、治疗用卡介苗等。

甲硝唑、伊曲康唑、丙帕他莫、对乙酰氨基酚、地拉罗司、贝林妥欧单抗等会降低白消安的清除率,导致血药浓度升高,从而增加白消安不良反应的发生率。大剂量白消安治疗会增加癫痫发作的风险,苯妥英与高剂量白消安联用时会使后者的清除率增加,有可能减弱成髓作用。与上述药物合用时应加强监测。

白消安与奥拉帕利、氯氮平、去铁酮、5-氨基水杨酸衍生物(奥沙拉秦、巴柳氮、柳氮磺吡啶、美沙拉秦)联用时需注意密切监测血常规。

白消安与地舒单抗、来氟米特、伊奈利珠单抗合用会增加免疫抑制效应和感染机会,与上述药物联用时应加强监测。

白消安与异环磷酰胺联用可能会增加出血性膀胱炎的风险,应加强监测。

白消安会增加硫鸟嘌呤的肝毒性,两药联用时需加强监测。

白消安可能会降低重组人粒细胞刺激因子、聚乙二醇化重组人粒细胞刺激因子的治疗效果,避免在白消安化疗结束后24h 内使用。

他克莫司、吡美莫司有免疫抑制作用,说明书不建议免疫受损或免疫抑制患者使用吡美莫司乳膏或他克莫司软膏,但文献报道通过皮肤进入血液循环的药物十分有限。建议特殊情况下应结合临床,充分权衡获益和风险,在密切监测下谨慎使用。

不建议同时接种减毒活疫苗。

(编写:辽宁省肿瘤医院)

(审核:复旦大学附属肿瘤医院,北京医院)

达卡巴嗪　Dacarbazine

1. 概述

抗代谢类细胞毒性抗肿瘤药物,为注射剂型。由静脉内给药,血浆蛋白结合率<5%,乳汁血浆比在 0~5%。达卡巴嗪先在肝中通过 N- 去甲基作用为单甲基形式,然后代谢为氨基咪唑羧基酰胺和重氮甲烷。达卡巴嗪在血浆中呈双相消除,消除半衰期为 5h。由肾小管分泌而排除,用药后 6h 内大约 40% 以原形排出。在肾和肝功能不全的患者中,半衰期延长。

2. 药物相互作用

福莫司汀与大剂量的达卡巴嗪合用可出现肺部毒性,可表现为成人呼吸窘迫综合征,应避免使用。

避免在接受细胞毒化疗的患者中使用巴瑞替尼、来氟米特、芦可替尼、乌帕替尼等免疫抑制药物。

其他对骨髓有抑制的药物,如安乃近、去铁酮或放射性药物,应尽量避免与达卡巴嗪合用,如无法避免,应减少达卡巴嗪的剂量或密切监测血象。

溴夫定可能会增强细胞毒性化疗药物的不良 / 毒性作用,接受细胞毒性药物治疗的患者应避免使用溴夫定。

利福平和利福喷丁与达卡巴嗪合用形成烷化代谢物,促使白细胞减低,合用时需调整剂量。

他克莫司、吡美莫司有免疫抑制作用,说明书不建议免疫受损或免疫抑制患者使用吡美莫司乳膏或他克莫司软膏,但文献报道通过皮肤进入血液循环的药物十分有限。建议特殊情况下应结合临床,充分权衡获益和风险,在密切监测下谨慎使用。

不建议同时接种减毒活疫苗。

(编写:郑州大学第一附属医院)

(审核:云南省肿瘤医院,辽宁省肿瘤医院)

丙卡巴肼　Procarbazine

1. 概述

周期非特异性抗肿瘤药,可抑制 DNA、RNA 及蛋白质的合成,有注射剂型和口服剂型。口服丙卡巴肼后,约60min后达到最大血浆浓度。药物迅速扩散到肝脏、肾脏、肠道和皮肤。丙卡巴肼可以穿过血脑屏障,在血浆和脑脊液之间达到平衡。

静脉注射后,丙卡巴肼代谢非常迅速,主要在肝脏和肾脏中代谢。药物随着过氧化氢的释放而自动氧化为偶氮衍生物甲基肼,被进一步降解为 CO_2 和 CH_4 甚至可能被降解为肼,而醛被氧化为 N- 异丙基对苯二酸,后者被排泄到尿液。口服和静脉内注射 ^{14}C 标记的丙卡巴肼后 24h 内,尿中约 70% 的放射性以 N- 异丙基对苯二酸的形式排泄。

2. 药物相互作用

与其他引起免疫抑制或骨髓抑制的药物联合使用,可导致严重感染,应避免合用:如阿布昔替尼、巴瑞替尼、溴夫定、克拉屈滨、托法替尼、治疗用卡介苗等。

酒精和含酒精饮料与丙卡巴肼联用可导致双硫仑样反应,应避免合用。

丙卡巴肼是一种前药。目前还没有关于与酮康唑或利福平相互作用的研究,这些药物与本品联合使用时应谨慎。

丙卡巴肼是一种弱的单胺氧化酶(monoamine oxidase,MAO)抑制剂,因此可能与拟交感神经药(平喘药、减充血滴鼻剂 / 喷雾剂、升压药)、三环类抗抑郁药(阿米替林)和 5- 羟色胺再摄取抑制剂(舍曲林)发生相互作用。丙卡巴肼可增强巴比妥类药物、抗组胺药物、吩噻嗪类药物、麻醉剂和降压药的作用。与口服降糖药和胰岛素同时给药可增强其降血糖作用。与上述药物合用时需要加强监护或调整药物剂量。

用药期间慎用减毒活疫苗。

(编写:郑州大学第一附属医院)

(审核:云南省肿瘤医院,辽宁省肿瘤医院)

替莫唑胺 Temozolomide

1. 概述

烷化剂类细胞毒性抗肿瘤药物,有注射和口服剂型。口服替莫唑胺后,药物被迅速吸收,与食物同服导致峰浓度降低,曲线下面积

(area under the curve, AUC)降低 9%,达峰时间延长,应空腹服用替莫唑胺;与静脉滴注相比,口服替莫唑胺胶囊后,替莫唑胺和活性产物单甲基三氮烯咪唑甲酰胺(MTIC)的 AUC 等效。血浆蛋白的结合率为 10%~20%,不受血浆蛋白结合率高的物质的影响;可迅速通过血脑屏障,在脑脊液中存在。细胞色素 P450 在替莫唑胺和 MTIC 的代谢中仅起次要作用。替莫唑胺的主要消除途径是肾脏。替莫唑胺的平均消除半衰期为 1.8h。

2. 药物相互作用

与其他引起免疫抑制或骨髓抑制的药物联合使用可导致严重感染,应避免合用:如阿布昔替尼、巴瑞替尼、托法替尼、溴夫定、克拉屈滨、治疗用卡介苗等。

同时服用丙戊酸钠,替莫唑胺的清除率约降低 5%,合用时应加强监测。替莫唑胺与其他可导致骨髓抑制的药物联合应用时,可导致骨髓抑制加重。同时服用其他与再生障碍贫血有关的药物(如苯妥英钠、卡马西平、复方磺胺甲噁唑等),会使评估更为困难,应避免合用。

在使用替莫唑胺的患者中曾报告致命的呼吸衰竭病例,尤其是与地塞米松或其他类固醇类联合治疗时,应密切观察。

说明书不建议免疫受损或免疫抑制患者使用他克莫司软膏或吡美莫司乳膏,但文献报道通过皮肤进入血液循环的药物十分有限。建议特殊情况下应结合临床,充分权衡获益和风险,在密切监测下谨慎使用。

同时服用昂丹司琼、苯巴比妥、苯妥英钠、地塞米松、卡马西平、H_2 受体拮抗剂等,不影响替莫唑胺的清除。

用药期间慎用活病毒疫苗接种。

(编写:郑州大学第一附属医院)

(审核:云南省肿瘤医院,辽宁省肿瘤医院)

顺铂 Cisplatin

1. 概述

第一代铂类细胞毒性抗肿瘤药物,为注射剂型。经静脉、动脉或腔内注射给药均迅速吸收。注射后广泛分布于肝、肾、前列腺、膀胱、卵巢,亦可达胸、腹腔,极少通过血脑屏障。瘤组织无选择性分布。由于大部分和血浆蛋白结合,在静脉注射后 4h 内,总铂在血浆中迅速消除,然后进入较慢的消除相。$t_{1/2\alpha}$ 为 25~49min,$t_{1/2\beta}$ 为 58~73h。若合并使用利尿剂,$t_{1/2}$ 可明显缩短。原型药物的消除及各种含铂的生物转化产物主要经肾脏缓慢排泄,通过肾小球过滤或部分由肾小管分泌。5d 内尿中回收铂为给药量的 27%~54%,少量经胆道排泄。腹腔给药时腹腔器官的药物浓度较静脉输注时高 2.5~8 倍。

2. 药物相互作用

与其他引起免疫抑制或骨髓抑制的药物联合使用,可导致严重感染,应避免合用:如阿布昔替尼、巴瑞替尼、溴夫定、克拉屈滨、芦可替尼、托法替布、乌帕替尼等。

顺铂与氨基糖苷类药物(有时与头孢噻吩一起)联合治疗,可增强氨基糖苷类的肾毒性和神经毒性作用,应避免合用:如阿米卡星、庆大霉素、异帕米星、卡那霉素、新霉素、奈替米星、巴龙霉素、核糖霉素、西索米星、链霉素、妥布霉素等。

与地舒单抗、来氟米特合用,增加免疫抑制作用和感染机会。与去铁酮、紫杉醇、托泊替康合用,增加骨髓抑制效应。与以上药物合用时,应加强监测,必要时调整剂量或更换治疗药物。

他克莫司、吡美莫司有免疫抑制作用,说明书不建议免疫受损或免疫抑制患者使用他克莫司软膏或吡美莫司乳膏,但文献报道通过皮肤进入血液循环的药物十分有限。建议特殊情况下应结合临床,充分权衡获益和风险,在密切监测下谨慎使用。

不建议同时接种减毒或灭活疫苗。

(编写:郑州大学第一附属医院)

(审核:山东省肿瘤医院,辽宁省肿瘤医院)

卡铂 Carboplatin

1. 概述

第二代铂类细胞毒性抗肿瘤药物,为注射剂型。卡铂静脉注射或滴注后迅速与组织结合,与血浆蛋白结合较少,呈二室开放模型。卡铂主要作为未改变的母体化合物被消除。主要由肾脏排出,但有小部分由胆汁和粪中排出。卡铂的总清除率、表观分布容积和平均滞留时间分别为 73ml/min、16L 和 3.5h。游离(超滤)铂和卡铂的终末半衰期分别约为 6h 和 1.5h。血浆中总铂的终末半衰期为 24h。静脉滴注给予 20~520mg/($m^2 \cdot h$),24h 尿中排出铂 67%(63%~73%)。静脉注射 11~99mg/m^2 时,24h 排出 54%。

2. 药物相互作用

与其他引起免疫抑制或骨髓抑制的药物联合使用,可导致严重感染,应避免合用:如阿布昔替尼、巴瑞替尼、溴夫定、克拉屈滨、乌帕替尼等。

他克莫司、吡美莫司有免疫抑制作用,说明书不建议免疫受损或免疫抑制患者使用吡美莫司乳膏或他克莫司软膏,但文献报道通过皮肤进入血液循环的药物十分有限。建议特殊情况下应结合临床,充分权衡获益和风险,在密切监测下谨慎使用。

来氟米特、索拉非尼可能会增强卡铂的毒副性作用,联用时应加强监测,必要时调整剂量或更换治疗药物。

卡铂可能增加索拉非尼的血清浓度;卡铂可能增强紫杉类抗肿瘤药物的骨髓抑制作用,应在静脉滴注卡铂之前给予紫杉烷衍类抗肿瘤药物以降低骨髓抑制作用;卡铂可增强拓扑替康的毒副作用;卡铂可能增强去铁酮引起的中性粒细胞减少;与以上药物合用时应加强监测,必要时调整剂量或更换治疗药物。

与地舒单抗合用,可能增加免疫抑制效应和感染机会,合用时应加强监测,必要时调整剂量或更换治疗药物。

与灭活疫苗、减毒活疫苗等联合使用,可能会增强疫苗的毒副作用,增加疫苗相关感染的风险,且也有可能降低疫苗的效果,应避免联合使用。

(编写:郑州大学第一附属医院)

(审核:山东省肿瘤医院,辽宁省肿瘤医院)

奥沙利铂 Oxaliplatin

1. 概述

第三代铂类细胞毒性抗肿瘤药物,为注射剂型。奥沙利铂可与红细胞和血浆蛋白进行不可逆的结合,其结合物的半衰期接近红细胞和血浆白蛋白的自然寿命。奥沙利铂在体内要进行充分的生物转化,无证据表明 CYP450 介导其生物转化。铂类主要经尿排出,多在用药后 48h 内清除。第 5d 时,大约有 54% 随尿排出,只有不到 3% 随粪便排出。肾功能不全患者,清除率和分布体积显著下降。

2. 药物相互作用

奥沙利铂会产生骨髓抑制,避免与治疗用卡介苗合用。

克拉屈滨可能增强奥沙利铂的骨髓抑制作用,应避免使用。

铂类可增加托泊替康的不良反应,应加强监测。

体外研究证明,下列药物不影响奥沙利铂与血浆蛋白的结合:红霉素、水杨酸盐、格拉司琼、紫杉醇、丙戊酸钠等。

(编写:郑州大学第一附属医院)

(审核:山东省肿瘤医院,辽宁省肿瘤医院)

洛铂 Lobaplatin

1. 概述

第三代铂类细胞毒性抗肿瘤药物,为注射剂型。静脉注射后,血清中游离铂的血药浓度 - 时间曲线与完整的洛铂基本上相同,在血液循环中没有或很少有代谢产物存在。洛铂的两种立体异构体曲线也完全相同。用药患者的血清总铂和游离铂的浓度时间曲线,在 1h 内相似,在 11h 后,血循环中约 25% 的总铂浓度和血清蛋白结合。

游离铂的终末半衰期 $(t_{1/2})$ 为 (131 ± 15)min,总铂为 (6.8 ± 4.3)d。$50mg/m^2$ 给药时,游离铂标准化曲线下面积为 (13.9 ± 1.8)min·m^2·L^{-1},总铂为 (57 ± 19)min·m^2·L^{-1}。游离铂标准化平均血浆清除率$(1.73m^2)$ 为 (125 ± 14)ml/min,总铂为 (34 ± 11)ml/min。游离铂平均分布容积为 (0.28 ± 0.51)L/kg,总铂为 (4.8 ± 2.61)L/kg。本品主要经肾脏排出。

2. 药物相互作用

与其他骨髓抑制药物同时应用可能增加骨髓毒性作用,应加强监测,必要时调整剂量或更换治疗药物。

(编写:郑州大学第一附属医院)

(审核:山东省肿瘤医院,辽宁省肿瘤医院)

奈达铂 Nedaplatin

1. 概述

第二代铂类细胞毒性抗肿瘤药物,为注射剂型。奈达铂血浆蛋白结合率为50%。单次静脉滴注奈达铂80mg/m² 或 100mg/m² 后,血浆中铂浓度呈双相性减少,$t_{1/2\alpha}$ 为 0.1~1h,$t_{1/2\beta}$ 为 2~13h,AUC 随给药剂量增大而增大。

奈达铂在血浆内主要以游离形式存在,其清除率(CL)为 4.47L/h,主要通过肾脏排泄,24h 尿中铂的回收率在 40%~69%。

2. 药物相互作用

本品与其他细胞毒性抗肿瘤药及放疗并用时,骨髓抑制作用可能增强,应加强监测。

与氨基糖苷类抗生素及万古霉素合用时,对肾功能和听觉器官的损害可能增加,应加强监测。

不建议同时接种减毒活疫苗。

(编写:郑州大学第一附属医院)

(审核:山东省肿瘤医院,辽宁省肿瘤医院)

平阳霉素 Bleomycin A₅

1. 概述

抗生素类细胞毒性抗肿瘤药物,为注射剂型。平阳霉素口服不能吸收,可通过静脉内注射、肌内注射和动脉内注射。人体静脉注射后 30min 血药浓度达高峰,以后迅速下降,广泛分布于皮肤、肺、肝、肾等组织和器官,半衰期为 1.5h,主要经肾排泄,在 24h 内由尿中排出 25%~50%。

2. 药物相互作用

本品与其他药物的相互作用尚不明确,仅见部分动物实验相关文献报道。

不建议同时接种减毒活疫苗。

(编写:江西省肿瘤医院)

(审核:山东省肿瘤医院,四川省肿瘤医院)

丝裂霉素 Mitomycin

1. 概述

周期非特异性抗肿瘤药物,为注射剂型。主要在肝脏生物转化,不能透过血脑屏障,$t_{1/2}$ 分别为 5~10min 及 50min,主要经肾脏排泄。

2. 药物相互作用

与其他引起免疫抑制或骨髓抑制的药物联合使用,可导致严重感染,应避免合用:如阿布昔替尼、巴瑞替尼、芦可替尼、乌帕替尼、克拉屈滨、溴夫定、去铁酮等。

与地舒单抗或来氟米特合用,增加免疫抑制效应和感染风险,应加强监测。与多柔比星合用可增加心脏毒性,建议多柔比星的总量限制在按体表面积计 450mg/m^2 以下。

他克莫司、吡美莫司有免疫抑制作用,说明书不建议免疫受损或免疫抑制患者使用吡美莫司乳膏或他克莫司软膏,但文献报道通过皮肤进入血液循环的药物十分有限。建议特殊情况下应结合临床,充分权衡获益和风险,在密切监测下谨慎使用。

用药期间不建议接种减毒活疫苗。

(编写:江西省肿瘤医院)

(审核:山东省肿瘤医院,四川省肿瘤医院)

博来霉素 Bleomycin

1. 概述

抗生素类细胞毒性抗肿瘤药物,为注射剂型,口服无效,须经肌内或静脉注射。注射给药后,在血中消失较快,广泛分布到肝、脾、肾等各组织中,尤以皮肤和肺较多,因该处细胞中酰胺酶活性低,博来霉素水解失活少。部分药物可透过血脑屏障。血浆蛋白结合率仅 1%。连续静脉滴注 4~5d,每日 30 个 USP 博来霉素单位,24h 内血浆浓度稳定在每毫升 146×10^{-6} 个 USP 博来霉素单位,一次量静脉注射后初期和终末消除半衰期分别为 24min 及 4h,静脉注射后 $t_{1/2}$ 相应参数分别为 1.3h 及 8.9h,3 岁以下儿童则为 54min 及 3h。肌内注射或静脉注射博来霉素 15 个 USP 博来霉素单位,血药峰浓度分别为每毫升 1×10^{-3} 个及 3×10^{-3} 个 USP 博来霉素单位。博来霉素在组织细胞内由酰胺酶水解而失活。主要经肾排泄,24h 内排除 50%~80%。不能被透析清除。

2. 药物相互作用

维布妥昔单抗会增加博来霉素肺毒性的风险,应避免合用。

与粒细胞集落刺激因子联合使用,肺毒性的风险可能会增加,应加强监测,必要时调整剂量或更换治疗药物。抗肿瘤药物可能会降低硫培非格司亭的治疗效果,应避免在使用博来霉素前 14d 至使用后 24h 内使用硫培非格司亭。

(编写:江西省肿瘤医院)
(审核:山东省肿瘤医院,四川省肿瘤医院)

影响核酸合成或转录的药物

氟尿嘧啶 Fluorouracil

1. 概述

抗代谢类细胞毒性抗肿瘤药物,为注射剂型、口服剂型、植入剂型。氟尿嘧啶主要经肝脏代谢,被二氢尿嘧啶脱氢酶代谢为氟二氢尿嘧啶,进一步分解为二氧化碳等经呼吸道排出体外,约 15% 的氟尿嘧啶在给药 1h 内经肾以原型药排出体外。大剂量用药能透过血脑屏障,静脉滴注 0.5h 后到达脑脊液中,可维持 3h。$t_{1/2\alpha}$ 为 10~20min,$t_{1/2\beta}$ 为 20h。

2. 药物相互作用

氟尿嘧啶与二氢尿嘧啶脱氢酶抑制剂溴夫定、吉美嘧啶(包括含吉美嘧啶的药物替吉奥)联合使用,可增加氟尿嘧啶的毒性并导致致命的副作用,应避免合用。

别嘌醇可能抑制氟尿嘧啶磷酸化而降低氟尿嘧啶的抗肿瘤活性,也应避免合用。

与 Q-T 间期延长剂左酮康唑、匹莫齐特、舍吲哚联合使用,可增加 Q-T 间期延长,联合用药风险的证据有限,应避免合用。

氟尿嘧啶可增强氨酮戊酸的光敏作用,应避免合用。

与其他引起免疫抑制或骨髓抑制的药物联合使用,可导致严重感染,应避免合用:如阿布昔替尼、克拉屈滨、安乃近、乌帕替尼等。

有研究报道,氟尿嘧啶与香豆素类衍生物抗凝药物华法林合用时,可导致 INR 显著升高、严重出血甚至死亡,合用时应密切监测 INR,调整抗凝药物剂量或更换治疗药物。

与 Q-T 间期延长剂多潘立酮合用时应加强监测、调整剂量或更换治疗药物。

他克莫司有免疫抑制作用,说明书不建议免疫受损或免疫抑制患者使用他克莫司软膏,但文献报道通过皮肤进入血液循环的药物十分有限。建议特殊情况下应结合临床,充分权衡获益和风险,在密切监测下谨慎使用。

与地舒单抗合用,增加免疫抑制效应和感染机会,应加强监测、调整剂量或更换治疗药物。

使用氟尿嘧啶时不宜饮酒或同用阿司匹林类药物,以减少消化道出血的可能。

不建议同时接种减毒活疫苗。

(编写:山东省肿瘤医院)
(审核:云南省肿瘤医院)

替加氟   Tegafur

1. 概述

抗代谢类细胞毒性抗肿瘤药物,为口服剂型、注射剂型。口服给药后 2h 作用达最高峰,持续时间较长,为 12~20h。血浆 $t_{1/2}$ 为 5h,静脉注射后均匀地分布于肝、肾、小肠、脾和脑,以肝、肾中的浓度为最高。具有较高的脂溶性,可通过血脑屏障,在脑脊液中浓度比氟尿嘧啶高。本品经肝脏代谢,主要由尿和呼吸道排出。

2. 药物相互作用

与二氢嘧啶脱氢酶抑制剂溴夫定合用可增加替加氟的毒性并导致致命的副作用,应避免合用。别嘌醇可能抑制氟尿嘧啶磷酸化而降低氟尿嘧啶的抗肿瘤活性,也应避免合用。

与其他引起免疫抑制或骨髓抑制的药物联合使用,可导致严重感染,应避免合用:如阿布昔替尼、克拉屈滨、安乃近、托法替布、乌帕替尼等。

替加氟可增强氨酮戊酸的光敏作用,应避免合用。

与 Q-T 间期延长剂联合使用可增加 Q-T 间期延长,但有关此类联合用药风险的证据有限,联合使用延长 QTc 间期的药物可能会进一步增加严重毒性的风险,应避免合用左酮康唑、匹莫齐特、舍吲哚。与多潘立酮等其他 Q-T 间期延长剂合用时应加强监测,必要时调整剂量或更换治疗药物。

与地舒单抗、来氟米特合用,增加免疫抑制效应和感染机会,应加强监测。

有研究报道,氟尿嘧啶与维生素 K 拮抗剂如华法林合用,可导致 INR 显著升高、严重出血甚至死亡,应密切监测抗凝药物参数,并且可能需要减少维生素 K 拮抗剂的剂量。

他克莫司、吡美莫司有免疫抑制作用,说明书不建议免疫受损或免疫抑制患者使用吡美莫司乳膏,他克莫司软膏,但文献报道通过皮肤进入血液循环的药物十分有限。建议特殊情况下应结合临床,充分权衡获益和风险,在密切监测下谨慎使用。

避免同时接种减毒活疫苗。

(编写:山东省肿瘤医院)

(审核:云南省肿瘤医院)

卡培他滨 Capecitabine

1. 概述

抗代谢类细胞毒性抗肿瘤药物,为口服剂型。卡培他滨主要与人白蛋白结合(大约 35%)。卡培他滨在酶的作用下大量代谢为 5-FU。卡培他滨大约在口服后 1.5h 达到血药峰浓度,约 2h 后 5-FU 达到峰浓度。服用的卡培他滨 95.5% 出现于尿中。母体卡培他滨和 5-FU 的消除半衰期均大约为 0.75h。

2. 药物相互作用

卡培他滨与二氢嘧啶脱氢酶抑制剂溴夫定、吉美嘧啶(包括含吉美嘧啶的药物替吉奥)合用,可增加 5-氟尿嘧啶的毒性并导致致命的副作用,应避免合用。别嘌醇可能抑制氟尿嘧啶磷酸化而降低氟尿嘧啶的抗肿瘤活性,应避免合用。氟尿嘧啶可增强氨酮戊酸的光敏作用,应避免合用。

与其他引起免疫抑制或骨髓抑制的药物联合使用,可导致严重感染,应避免合用克拉屈滨、安乃近等。与延长 Q-T 间期药物联合使用,增加 Q-T 间期延长风险,但联合用药风险的证据有限,应避免合用左酮康唑、匹莫齐特、舍吲哚。

与地舒单抗合用,增加免疫抑制效应和感染机会,应加强监测。与多潘立酮等其他 Q-T 间期延长剂合用时应注意监测,并考虑调整治疗方案。卡培他滨与香豆素类衍生物抗凝药物如华法林合用,可导致 INR 显著升高、严重出血甚至死亡,应密切监测抗凝药物参数,并且可能需要减少华法林剂量。使用卡培他滨时不宜同用阿司匹林类药物,以减少消化道出血的可能。

他克莫司、吡美莫司有免疫抑制作用,说明书不建议免疫受损或免疫抑制患者使用他克莫司软膏、吡美莫司乳膏,但文献报道通过皮肤进入血液循环的药物十分有限。建议特殊情况下应结合临床,充分权衡获益和风险,在密切监测下谨慎使用。

由于可能增加减毒活疫苗的不良反应,禁止在服用卡培他滨期间接种减毒活疫苗。

(编写:山东省肿瘤医院)

(审核:云南省肿瘤医院)

替吉奥　Tegafur, Gimeracil and Oteracil Potassium

1. 概述

抗代谢类细胞毒性抗肿瘤药物,为口服剂型。替吉奥胶囊由替加氟、吉美嘧啶和奥替拉西钾组成。服药 72h 内有 52.8% 的吉美嘧啶、7.8% 的替加氟、2.2% 的奥替拉西钾、11.4% 的代谢物氰尿酸和 7.4% 的氟尿嘧啶从尿中排泄。

2. 药物相互作用

与其他氟尿嘧啶类抗肿瘤药、抗真菌药氟胞嘧啶等合用,可能导致严重造血功能障碍等不良反应,应避免合用。与溴夫定等抗病毒药联合使用时会产生严重造血功能障碍,可能危及患者生命,避免合用。溴夫定停药后,在使用替吉奥胶囊前必须有至少56d的洗脱期。

别嘌醇可能抑制氟尿嘧啶磷酸化而降低氟尿嘧啶的抗肿瘤活性,也应避免合用。

氟尿嘧啶可增强氨酮戊酸的光敏作用,应避免合用。与延长Q-T间期药物联合使用,增加Q-T间期延长风险,但联合用药风险的证据有限,应避免合用:如左酮康唑、匹莫齐特、舍吲哚。

与多潘立酮等其他Q-T间期延长剂合用时应注意监测,并考虑调整治疗方案。

与地舒单抗合用,增加免疫抑制效应和感染机会,应加强监测。有研究报道,氟尿嘧啶与维生素K拮抗剂如华法林合用,可导致INR显著升高、严重出血甚至死亡,应密切监测抗凝药物参数,并且可能需要减少维生素K拮抗剂的剂量。

替吉奥与其他药物的相互作用参见本书替加氟部分。

(编写:山东省肿瘤医院)
(审核:云南省肿瘤医院)

雷替曲塞　Raltitrexed

1. 概述

抗代谢类细胞毒性抗肿瘤药物,为注射剂型。静脉注射本药$3mg/m^2$后,血药浓度与时间呈三室模型,注射结束时浓度达最高峰,然后迅速下降,之后进入慢消除相。在临床剂量范围内本药的血药峰浓度(C_{max})与剂量呈线性关系。肾功能正常者连用本药3周后血浆中无明显药物蓄积。本药除在细胞内被聚谷氨酸化外,不被代谢,即部分(以聚谷氨酸盐的形式)贮留在组织中。轻至中度肾功能不全(肌酐清除率为25~65ml/min)者血浆清除率下降约50%。轻至中度肝功能不全者血浆清除率下降低于25%。

2. 药物相互作用

与其他引起免疫抑制或骨髓抑制的药物联合使用,可导致严重感染,应避免合用:克拉屈滨、安乃近等。

使用雷替曲塞时不宜同时服用叶酸、左亚叶酸钙、多种维生素/矿物质(含 ADEK、叶酸、铁),同时使用可抑制胸苷酸合成酶,会显著损害雷替曲塞的有效性,应避免合用。

(编写:山东省肿瘤医院)

(审核:云南省肿瘤医院)

甲氨蝶呤 Methotrexate

1. 概述

抗代谢类细胞毒性抗肿瘤药物,为注射剂型、口服剂型。血浆蛋白结合率约为 50%;广泛分布于各组织,治疗剂量的甲氨蝶呤不能通过血脑屏障;常规剂量下无明显代谢,大剂量时部分代谢;主要通过肾脏排泄,大约 41% 在第一个 6h 内以原型通过尿液排泄,24h 内可排泄掉 90% 的药物;肾功能损伤时甲氨蝶呤的排泄会减少。

2. 药物相互作用

双氯芬胺可抑制甲氨蝶呤的排泄,阿维 A 酸能增强甲氨蝶呤的肝脏毒性,膦甲酸可增加甲氨蝶呤的肾毒性,阿布昔替尼、吡美莫司和他克莫司可增强甲氨蝶呤的免疫抑制作用,安乃近可增加甲氨蝶呤诱发粒细胞缺乏症和/或全血细胞减少的风险,应避免与以上药物合用。此外,高剂量甲氨蝶呤应避免与非甾体抗炎药合用,因为这能够导致致命的胃肠和血液毒性。

磺胺类抗菌药物(如复方磺胺甲噁唑等)和来氟米特可能增加甲氨蝶呤的毒性反应,地舒单抗可能增加甲氨蝶呤的免疫抑制作用,与以上药物合用时,应加强监测。

质子泵抑制剂如(奥美拉唑、泮托拉唑、兰索拉唑、雷贝拉唑等)、钾竞争性酸阻断剂(如伏诺拉生等)和丙磺舒可能降低甲氨蝶呤的肾排泄,非甾体抗炎药(如塞来昔布、双氯芬酸、氟比洛芬、吲哚美辛、布洛芬、阿司匹林、萘普生等)、培美曲塞、氨苯砜、右旋酮洛芬氨丁三醇可能增加甲氨蝶呤的血药浓度,与以上药物合用时应密切监测甲氨蝶呤的血药浓度和毒性反应,根据血药浓度监测结果及时调整甲氨蝶呤剂量。

甲氨蝶呤可能会减弱来格司亭的药效,来格司亭应在甲氨蝶呤化疗前 24h 或化疗完成后 24h 使用。

甲氨蝶呤用药期间应避免接种疫苗。

（编写：山东省肿瘤医院）

（审核：云南省肿瘤医院）

培美曲塞　Pemetrexed

1. 概述

抗代谢类细胞毒性抗肿瘤药物，为注射剂型。培美曲塞血浆蛋白结合率约为 81%，不同程度的肾功能损害对结合率没有明显影响；肝脏代谢有限；主要通过尿路排泄。体外研究表明，培美曲塞由 OAT3（有机阴离子转运蛋白 3）主动分泌。对于肾功能正常的患者（肌酐清除率为 90ml/min），培美曲塞总清除率为 91.8ml/min，血浆消除半衰期为 3.5h。

2. 药物相互作用

体外研究表明，培美曲塞对 CYP3A、CYP2D6、CYP2C9、CYP1A2 的抑制无临床意义。

与其他引起免疫抑制或骨髓抑制的药物联合使用，可导致严重感染，应避免合用：如阿布昔替尼、托法替布、培塞利珠单抗、巴瑞替尼、治疗用卡介苗、芦可替尼、乌帕替尼、依那西普、来氟米特等。

培美曲塞主要通过肾小管分泌清除，同时使用肾毒性药物（如氨基糖苷类、髓袢利尿剂、铂类、环孢素等）或经肾小管排泄的药物（如青霉素、丙磺舒等）可能导致培美曲塞清除延迟；高剂量的非甾体抗炎药（如布洛芬>1.6g/d）和较高剂量的阿司匹林（≥1.3g/d）也可能降低培美曲塞的清除率。与地舒单抗合用，增加免疫抑制效应和感染机会。与以上药物合用时，应加强监测，必要时调整剂量或更换治疗药物。

他克莫司、吡美莫司有免疫抑制作用，说明书不建议免疫受损或免疫抑制患者使用他克莫司软膏或吡美莫司乳膏，但文献报道通过皮肤进入血液循环的药物十分有限。建议特殊情况下应结合临床，充分权衡获益和风险，在密切监测下谨慎使用。

不建议同时接种减毒活疫苗。

（编写：中国医学科学院肿瘤医院）

（审核：上海交通大学医学院附属瑞金医院）

阿糖胞苷　Cytarabine

1. 概述

抗代谢类抗肿瘤药物，为注射剂。皮下注射或肌内注射阿糖胞苷后 20~60min，血药浓度达峰。阿糖胞苷血浆蛋白结合率约为 13%，其生物转化主要在肝脏进行，血液和其他组织也有少量代谢。快速静脉注射后，血浆中的消除呈双相，初期有一个半衰期约为 10min 的分布相，随后为半衰期 1~3h 的消除相。给药后 24h，约 80% 从尿排泄。

2. 药物相互作用

阿糖胞苷可竞争性抑制氟胞嘧啶的抗真菌作用，应避免合用。

静脉注射阿糖胞苷与鞘内注射甲氨蝶呤合用会增加严重神经系统不良反应的风险，如头痛、瘫痪、昏迷和卒中样发作，建议避免合用。

阿糖胞苷会降低治疗用卡介苗的治疗效果，应避免联合使用。

与能引起免疫抑制药物联合使用，可导致严重感染，增加不良反应风险，应避免合用：如阿布昔替尼、巴瑞替尼、托法替布、乌帕替尼、克拉屈滨。与来氟米特、地舒单抗、去铁酮等合用，可增加严重和致命感染的机会，应加强监测，必要时调整剂量或者治疗方案。

应避免同时使用阿糖胞苷和安乃近，以尽量减少这种联合用药导致粒细胞减少症／全血细胞减少症风险的可能性。

他克莫司、吡美莫司有免疫抑制作用，说明书不建议免疫受损或免疫抑制患者使用他克莫司软膏或吡美莫司乳膏，但文献报道通过皮肤进入血液循环的药物十分有限。建议特殊情况下应结合临床，充分权衡获益和风险，在密切监测下谨慎使用。

与活疫苗或减毒活疫苗的联用可能会产生严重或致命的感染，阿糖胞苷治疗期间应该避免接种。

（编写：上海交通大学医学院附属瑞金医院）

（审核：浙江省肿瘤医院）

吉西他滨　Gemcitabine

1. 概述

抗代谢类抗肿瘤药物，注射剂。吉西他滨血浆蛋白结合可忽略不计;在肝脏、肾脏、血液和其他组织中被胞苷脱氨酶快速代谢;主要以代谢产物 2′- 脱氧 -2′,2′- 二氟尿苷(dFdU)形式经尿排泄。吉西他滨全身清除率为 29.2~92.2L/(h·m²),半衰期为 42~94min,与性别和年龄相关。少于 10% 以原药形式经尿排泄,肾清除率 2~7L/(h·m²),轻中度肾功能不全不影响吉西他滨药代动力学特点。

2. 药物相互作用

与能引起免疫抑制的药物联合使用,可导致严重感染,增加不良反应风险,应避免合用:阿布昔替尼、巴瑞替尼、克拉屈滨、托法替布、乌帕替尼、治疗用卡介苗。与来氟米特、地舒单抗合用,增加严重和致命感染的机会,应加强监测频率。

同时使用吉西他滨和安乃近,导致粒细胞减少症 / 全血细胞减少症发生的风险增加,避免同时使用。去铁酮可增强卡莫司汀的骨髓抑制作用,应考虑调整治疗方案。

他克莫司、吡美莫司有免疫抑制作用,说明书不建议免疫受损或免疫抑制患者使用他克莫司软膏或吡美莫司乳膏,但文献报道通过皮肤进入血液循环的药物十分有限。建议特殊情况下应结合临床,充分权衡获益和风险,在密切监测下谨慎使用。

不建议同时接种减毒活疫苗。

(编写:上海交通大学医学院附属瑞金医院)

(审核:浙江省肿瘤医院)

地西他滨　Decitabine

1. 概述

抗代谢类肿瘤药物,为注射剂。地西他滨血浆蛋白结合率<1%。主要代谢途径可能是肝脏,肾脏,肠上皮和血液中经胞苷脱氨酶发生脱氨作用。细胞色素 P450 不参与地西他滨的代谢。平均血浆清除率>200L/h,并具有中度个体间变异,90% 经尿液排泄。

2. 药物相互作用

与经连续磷酸化作用激活的药物或被地西他滨失活有关的酶(如胞苷脱氨酶,cytidine deaminase)代谢的药物合用需谨慎。

应避免与安乃近及克拉屈滨等同时使用,以免增强骨髓抑制作用,增加不良反应的风险。地西他滨骨髓抑制作用可增强去铁酮的中性粒细胞减少作用,建议考虑调整治疗方案。

地西他滨会降低治疗用卡介苗的治疗效果,应避免联合使用。

(编写:上海交通大学医学院附属瑞金医院)

(审核:浙江省肿瘤医院)

氟达拉滨　Fludarabine

1. 概述

抗代谢类肿瘤药物,为注射剂。氟达拉滨血浆蛋白结合率为19%~29%,无显著的蛋白结合倾向。主要靠肾脏排出,静脉注射剂量的40%~60%通过尿液排出。氟达拉滨清除率为117~145ml/min,终末半衰期约为20h。肾功能减低的患者的总暴露量升高。肾功能不全的患者须慎用,对于肾功能中度受损的患者(肌酐清除率在30~70ml/min),药物的剂量应该减半并对患者进行严密监测。如果患者的肌酐清除率小于30ml/min应禁用。

2. 药物相互作用

可能会干扰克拉屈滨的细胞内磷酸化和活性,应避免与克拉屈滨同时使用。

双嘧达莫及其他腺苷吸收抑制剂可以减弱磷酸氟达拉滨的治疗效果,与阿糖胞苷联用可增加阿糖胞苷代谢活性产物在白血病细胞内的浓度和细胞外的量,建议加强监测。

与能引起免疫抑制药物联合使用,可增加不良反应风险,应避免合用,如:阿布昔替尼、巴瑞替尼、托法替布、乌帕替尼、治疗用卡介苗。与来氟米特、地舒单抗伴随用药,增加严重和致命的感染机会,应加强监测。

安乃近可能会增强骨髓抑制剂的毒性作用,增加粒细胞缺乏症和全血细胞减少症的风险,应避免同时使用。去铁酮可增强卡莫司汀的骨髓抑制作用,应考虑更换治疗药物。

他克莫司、吡美莫司有免疫抑制作用,说明书不建议免疫受损或免疫抑制患者使用他克莫司软膏或吡美莫司乳膏,但文献报道通过皮肤进入血液循环的药物十分有限。建议特殊情况下应结合临床,充分权衡获益和风险,在密切监测下谨慎使用。

不建议同时接种减毒活疫苗。

（编写：上海交通大学医学院附属瑞金医院）

（审核：浙江省肿瘤医院）

巯嘌呤 Mercaptopurine

1. 概述

抑制嘌呤合成途径的细胞周期特异性药物，为口服制剂。巯嘌呤血浆蛋白结合率平均为 20%，吸收后的活化分解代谢过程主要在肝脏内进行，在肝脏内经黄嘌呤氧化酶等氧化及甲基化作用后分解为硫尿酸等进而失去活性。半衰期约为 90min，经代谢后在 24h 即迅速从肾脏排泄，其中 7%~39% 以原型药排出。

2. 药物相互作用

非布司他是黄嘌呤氧化酶的有效抑制剂，可以增加巯嘌呤的血清浓度，增加其不良反应，两者避免同时使用。

硫唑嘌呤在肝脏代谢为巯嘌呤，联合使用增强巯嘌呤的骨髓抑制作用，应避免合用。

与能引起免疫抑制的药物联合使用，可导致严重感染，增加不良反应风险，应避免合用：如阿布昔替尼、巴瑞替尼、托法替布、乌帕替尼、克拉屈滨。与地舒单抗、来氟米特等合用，可考虑调整治疗方案。

别嘌醇抑制巯嘌呤代谢，两者同用增加巯嘌呤的浓度，加重不良反应，建议考虑调整治疗方案。

与对肝细胞有毒性的药物同时服用，有增加肝细胞毒性的危险。

与其他对骨髓有抑制的抗肿瘤药物或放射治疗合并应用时，会增强巯嘌呤的效应，与安乃近、治疗用卡介苗等应避免合用。

他克莫司、吡美莫司有免疫抑制作用，说明书不建议免疫受损或免疫抑制患者使用他克莫司软膏或吡美莫司乳膏，但文献报道通过皮肤进入血液循环的药物十分有限。建议特殊情况下应结合临床，充分权衡获益和风险，在密切监测下谨慎使用。

不建议同时接种减毒活疫苗。

（编写：上海交通大学医学院附属瑞金医院）

（审核：浙江省肿瘤医院）

羟基脲 Hydroxycarbamide

1. 概述

核苷酸还原酶抑制剂,包括片剂及胶囊剂。羟基脲口服吸收完全,血浆达峰时间为 1~2h,20% 在肝脏内代谢,80% 由尿排出,半衰期为 3~4h。对于肌酐清除率小于 60ml/min 或患有终末期肾病的患者给药剂量需减半,血液透析患者需透析结束后再给患者使用本品。

2. 药物相互作用

能减少 5- 氟尿嘧啶转变为活性代谢物(Fd-U-MP),两者应避免合用。

对中枢神经系统有抑制作用,如同时使用巴比妥类、安定类、麻醉药等,建议更换其他治疗药物。

与司他夫定合用可导致胰腺炎、肝毒性和 / 或神经病变的风险增加,应避免合用。若必须合用羟基脲和司他夫定,建议密切监测胰腺炎的体征和症状,患者若发生胰腺炎应永久停用两药合用。

与其他引起免疫抑制或骨髓抑制的药物联合使用,可导致严重感染,应避免合用,包括安乃近、阿布昔替尼、巴瑞替尼、克拉屈滨、托法替布、乌帕替尼、治疗用卡介苗等。应尽可能避免与去铁酮、地舒单抗、来氟米特等合用,如无法避免合用,建议加强监测,必要时调整剂量或更换药物治疗。

可能提高患者血中尿酸的浓度,与别嘌醇、秋水仙碱、丙磺舒等合用需要调整上述药物剂量。

他克莫司、吡美莫司有免疫抑制作用,说明书不建议免疫受损或免疫抑制患者使用他克莫司软膏或吡美莫司乳膏,但文献报道通过皮肤进入血液循环的药物十分有限。建议特殊情况下应结合临床,充分权衡获益和风险,在密切监测下谨慎使用。

不建议同时接种灭活或减毒活疫苗。

（编写：上海交通大学医学院附属瑞金医院）

（审核：浙江省肿瘤医院）

拓扑异构酶抑制剂

多柔比星 Doxorubicin

1. 概述

抗生素类细胞毒性抗肿瘤药物,为注射剂型,因制剂工艺不同分为注射用多柔比星和注射用多柔比星脂质体。

(1)注射用盐酸多柔比星 Doxorubicin Hydrochloride for Injection

多柔比星静脉注射后迅速分布于心、肾、肝、脾、肺中,初始血浆半衰期为 5~10min,稳态分布容积为 809~1 214L/m^2,但不能透过血脑屏障。多柔比星的血浆蛋白结合率为 75%。多柔比星主要由肝脏代谢,经胆汁排泄,其血浆清除率为 324~809ml/(min·m^2),终末相半衰期为20~48h。

(2)盐酸多柔比星脂质体注射液 Doxorubicin Hydrochloride Liposome Injection

多柔比星脂质体给药后呈二相分布,第一相时间较短,大约为 5h,第二相时间较长,大约为 55h。多柔比星脂质体多半是在血液内,血中多柔比星的消除依靠脂质体载体。在脂质体外渗进入组织后,多柔比星才开始起效。在相同剂量下,以脂质体包裹形式存在的盐酸多柔比星占测得量的 90%~95%。

2. 药物相互作用

(1)共同的相互作用

多柔比星与其他可引起免疫抑制或骨髓抑制的药物联合使用,可致严重感染,应避免合用:如安乃近、阿布昔替尼、巴瑞替尼、克拉屈滨、芦可替尼、那他珠单抗、托法替布、乌帕替尼、治疗用卡介苗等。

心脏毒性是多柔比星最严重的不良反应,同时使用具有心脏不良反应的药物如贝伐珠单抗,可加重心脏毒性,应避免合用。

多柔比星与下列药物联合使用时应加强心脏功能监测:恩美曲妥珠单抗、氟尿嘧啶、环磷酰胺、曲妥珠单抗、紫杉醇等。

多柔比星与奥拉帕利、氯氮平、去铁酮、5- 氨基水杨酸衍生物(奥沙拉秦、巴柳氮、柳氮磺吡啶、美沙拉秦)联用时需注意密切监测血常规。

多柔比星与地舒单抗、来氟米特、鞘胺醇 -1- 磷酸(S1P)受体调节剂(芬戈莫德、西尼莫德等)、伊奈利珠单抗合用会增加免疫抑制和感染风险,与上述药物联用时应加强监测,必要时调整剂量或治疗方案。

多柔比星会降低齐多夫定和司他夫定的疗效,增加齐多夫定的骨髓抑制作用,联用时需定期评估齐多夫定和司他夫定的临床治疗效果及定期监测齐多夫定的血常规。

紫杉醇可增加多柔比星的血药浓度。如果同时使用,多柔比星应在紫杉醇之前使用,因为当紫杉醇在多柔比星之前给药时,多柔比星及其代谢物的浓度增加,导致心脏毒性增加,联合使用时同时需要密切监测心功能。

多柔比星会增加吡美莫司乳膏和他克莫司软膏的免疫抑制作用,说明书不建议免疫受损或免疫抑制患者使用他克莫司软膏或吡美莫司乳膏,但文献报道通过皮肤进入血液循环的药物十分有限。建议特殊情况下应结合临床,充分权衡获益与风险,在密切监测下谨慎使用。

多柔比星可能会增加巯嘌呤的肝毒性,两药联用时需加强监测。

多柔比星与两性霉素 B 联用会增加肾毒性风险,需加强监测肾功能。

多柔比星可能会降低重组人粒细胞刺激因子、聚乙二醇化重组人粒细胞刺激因子的治疗效果,避免在多柔比星化疗结束后 24h 内使用。

不建议同时接种减毒活疫苗。

(2)不同制剂特殊的相互作用

1)注射用盐酸多柔比星 Doxorubicin Hydrochloride for Injection

注射用盐酸多柔比星是细胞色素 P4503A4 酶(CYP3A4)、细胞色素 P4502D6 酶(CYP2D6)和 P 糖蛋白(P-gp)的底物。与 CYP2D6 强抑制剂(安非他酮、达可替尼、氟西汀、帕罗西汀、奎尼丁等)、中度抑制剂(阿比特龙、达非那新、米拉贝隆、硫利达嗪、特比萘芬(全身)、西那卡塞等)、CYP3A4 中强效抑制剂(见附录 1)、P-gp 抑制剂(表 2-1-1)联用时,会增加注射用盐酸多柔比星的血药浓度,应避免联用。与 CYP3A4 中强效诱导剂(见附录 2)及圣约翰草、P-gp 诱导剂(卡马西平、洛拉替尼、利福平、阿帕他胺、苯妥英钠、利福平、圣约翰草等)联用,可降低注射用盐酸多柔比星的血药浓度,应避免联用。

表 2-1-1 避免与多柔比星合用的 P-gp 抑制剂

药理分类	药物名称
抗菌药	阿奇霉素、红霉素、克拉霉素
抗真菌药	泊沙康唑、酮康唑、伊曲康唑
抗病毒药	利托那韦、奈玛特韦/利托那韦
β-受体阻滞药	卡维地洛
钙通道阻滞剂	维拉帕米
抗心律失常药	胺碘酮、决奈达隆、奎尼丁、普罗帕酮
抗肿瘤药	阿布昔替尼、奥希替尼、拉帕替尼、奈拉替尼、维莫非尼
免疫抑制剂	环孢素
抗疟药	奎宁

夫西地酸(全身)会增加注射用盐酸多柔比星的血药浓度,故应避免联用。

氯法齐明会增加注射用盐酸多柔比星的血药浓度,若必须联用,临床上应加强监测注射用盐酸多柔比星的不良反应。

右雷佐生可能降低注射用盐酸多柔比星的治疗效果,不建议在治疗起始及注射用盐酸多柔比星累积剂量低于 $300mg/m^2$ 时使用右雷佐生。

2) 盐酸多柔比星脂质体注射液 Doxorubicin Hydrochloride Liposome Injection

CYP3A4 强效抑制剂(见附录 1)、P-gp 抑制剂(表 1-1)可能会增加注射用多柔比星脂质体的血药浓度,联用时应加强监测,必要时调整剂量或更换药物。

(编写:云南省肿瘤医院)
(审核:复旦大学附属肿瘤医院,江苏省人民医院)

表柔比星 Epirubicin

1. 概述

抗生素类细胞毒性抗肿瘤药物,为注射剂型。肝肾功能正常的患者静脉注射表柔比星后，广泛分布于组织中，药代动力学呈三房室模型 - 快速Ⅰ期和缓慢终末期，平均半衰期约40h，主要在肝脏代谢，经胆汁排泄。72h内，40%的给药量由胆汁排除；48h内，9%~10%的给药量由尿排除。能透过胎盘，但不能通过血 - 脑脊液屏障。

2. 药物相互作用

与其他引起免疫抑制或骨髓抑制的药物联合使用，可导致严重感染，应避免合用：如阿布昔替尼、巴瑞替尼、托法替尼、溴夫定、克拉屈滨、治疗用卡介苗等。

贝伐珠单抗可能增强蒽环类药物的心脏毒性作用，不建议与蒽环类药物联合使用。德曲妥珠单抗、恩美曲妥珠单抗、曲妥珠单抗可增强蒽环类药物的心脏毒性作用，应加强监测。

西咪替丁可升高表柔比星的血药浓度，应避免合用。

紫杉类（如紫杉醇、多西他赛）可提高蒽环类药物的血药浓度，也可能增加心脏组织中有害代谢产物的形成，因此可增强蒽环类药物的不良反应，合用时应加强监测。

不建议同时接种减毒活疫苗。

（编写：云南省肿瘤医院）
（审核：江苏省人民医院）

吡柔比星　Pirarubicin

1. 概述

抗生素类细胞毒性抗肿瘤药物，为注射剂型。吡柔比星平均血浆半衰期约为15h。主要在肝脏代谢，经胆汁排泄；48h内，7.5%~10%的给药量由尿排除，20%由胆汁排除。静脉注射后迅速吸收，组织分布广，脾、肺及肾组织浓度较高，心脏内较低。对有肝转移和肝功能受损的患者，应减小剂量。

2. 药物相互作用

高三尖杉酯碱与吡柔比星合用，可增加心脏毒性，应避免合用。

吡柔比星可能会影响重组人干扰素的疗效，应避免合用。

环磷酰胺可增加吡柔比星的骨髓抑制作用，应加强监测。

曲妥珠单抗可增加吡柔比星的心脏毒性，应加强监测。

抗癫痫药(丙戊酸钠等)、四环素类(多西环素、米诺环素、四环素、土霉素)与吡柔比星合用,可加重肝毒性,应加强监测。

不建议同时接种减毒活疫苗。

(编写:云南省肿瘤医院)

(审核:江苏省人民医院)

伊达比星 Idarubicin

1. 概述

抗生素类细胞毒性抗肿瘤药物,为注射剂型。肝肾功能正常的患者静脉注射后伊达比星从体循环中清除,其终末血浆半衰期 11~25h 之间。大部分药物经代谢生成活性代谢产物伊达比星醇,而该代谢产物的清除更慢,血半衰期在 41~69h 之间。绝大部分药物是以伊达比星醇的形式经胆汁和尿液排出体外。伊达比星和伊达比星醇在血浆和细胞中的清除速率相当,其终末半衰期约 15h。伊达比星醇的终末半衰期大约是 72h。

2. 药物相互作用

与其他引起免疫抑制或骨髓抑制的药物联合使用,可导致严重感染,应避免合用:如阿布昔替尼、巴瑞替尼、芦可替尼、托法替布、乌帕替尼、溴夫定、克拉屈滨、治疗用卡介苗等。

贝伐珠单抗可能增强伊达比星的心脏毒性作用,不建议合用。恩美曲妥珠单抗、德曲妥珠单抗、曲妥珠单抗可能增强伊达比星的心脏毒性作用,应加强监测,必要时调整治疗药物。

紫杉醇可增强伊达比星的不良反应,其可提高伊达比星的血药浓度。也可能增加心脏组织中有毒蒽环类代谢产物的形成,合用应加强监测,必要时调整剂量或者治疗方案。

避免与安乃近联合使用,安乃近可能引起血液系统严重不良反应,可增强骨髓抑制剂的不良反应,增加粒细胞缺乏症和全血细胞减少的风险。

他克莫司和吡美莫司有免疫抑制作用,说明书不建议免疫受损或免疫抑制患者使用他克莫司软膏或吡美莫司乳膏,但文献报道通过皮肤进入血液循环的药物十分有限。建议特殊情况下应结合临床,充分权衡获益和风险,在密切监测下谨慎使用。

不建议同时接种减毒活疫苗。

(编写:云南省肿瘤医院)

(审核:江苏省人民医院)

柔红霉素　Daunorubicin

1. 概述

抗生素类细胞毒性抗肿瘤药物,为注射剂型。柔红霉素口服无效,对组织极具刺激性,必须通过静脉途径给药。可广泛地分布到各种组织中,在脾脏、肾脏、肝脏、肺和心脏中的浓度最高。柔红霉素不能通过血脑屏障,可通过胎盘。在肝脏中可以被彻底代谢。柔红霉素及其代谢产物通过尿液和胆汁排泄。40% 的药物通过胆汁排泄。通过尿液排泄的药物及其代谢产物占给药剂量的 14%~23%,大部分药物在前 3d 被排出体外。

2. 药物相互作用

与其他引起免疫抑制或骨髓抑制的药物联合使用,可导致严重感染,应避免合用:如阿布昔替尼、巴瑞替尼、托法替布、乌帕替尼、溴夫定、芦可替尼、克拉屈滨、治疗用卡介苗等。

因安乃近可能引起血液系统严重不良反应,避免与安乃近联合使用。

心脏毒性是使用柔红霉素的主要风险之一。贝伐珠单抗可能增强柔红霉素的心脏毒性作用,不建议联用。恩美曲妥珠单抗、德曲妥珠单抗、曲妥珠单抗可能增强蒽环类药物的心脏毒性作用,应加强监测,必要时调整治疗方案。

他克莫司和吡美莫司有免疫抑制作用,说明书不建议免疫受损或免疫抑制患者使用他克莫司软膏或吡美莫司乳膏,但文献报道通过皮肤进入血液循环的药物十分有限。建议特殊情况下应结合临床,充分权衡获益和风险,在密切监测下谨慎使用。

不建议同时接种减毒活疫苗。

(编写:云南省肿瘤医院)

(审核:江苏省人民医院)

米托蒽醌　Mitoxantrone

1. 概述

抗生素类细胞毒性抗肿瘤药物，为注射剂型。米托蒽醌血浆蛋白结合率为 78%，静脉滴注后血药浓度下降很快，并迅速分布于各组织中，消除缓慢，主要经肝代谢，通过胆汁从粪排出，6%~11% 经肾脏排泄。排出物主要为原药，亦有少量的代谢物。半衰期为 40~120h，有腹水等增加药物分布容积因素者，半衰期可进一步延长。老年人群的清除率比年轻人降低；肝功能不全者，排除减少。

2. 药物相互作用

与其他引起免疫抑制或骨髓抑制的药物联合使用，可导致严重感染，应避免合用：阿布昔替尼、巴瑞替尼、托法替布、乌帕替尼、溴夫定、克拉屈滨、芦可替尼、治疗用卡介苗等；

安乃近可能引起血液系统严重不良反应，增强骨髓抑制剂的不良反应，增加粒细胞缺乏症和全血细胞减少的风险，应避免与安乃近联合使用。

他克莫司和吡美莫司有免疫抑制作用，说明书不建议免疫受损或免疫抑制患者使用他克莫司软膏或吡美莫司乳膏，但文献报道通过皮肤进入血液循环的药物十分有限。建议特殊情况下应结合临床，充分权衡获益和风险，在密切监测下谨慎使用。

不建议同时接种减毒活疫苗。

（编写：云南省肿瘤医院）
（审核：江苏省人民医院）

放线菌素 D　Actinomycin D

1. 概述

抗生素类细胞毒性抗肿瘤药物，注射剂型。放线菌素 D 静脉注射后迅速分布至组织，10min 即可在主要脏器如肝、肾、颌下腺中出现，难以透过血脑屏障。体内代谢少，12%~20% 经尿排出，50%~90% 经胆道随粪便排出；半衰期约 36h。

2. 药物相互作用

与其他引起免疫抑制或骨髓抑制的药物联合使用,可导致严重感染,应避免合用:如阿布昔替尼、巴瑞替尼、芦可替尼、托法替布、乌帕替尼、溴夫定、克拉屈滨、治疗用卡介苗等;安乃近可能引起血液系统严重不良反应,避免与安乃近联合使用。

本品可增强紫杉醇骨髓抑制剂的不良反应,增加粒细胞缺乏症和全血细胞减少的风险,合用应加强监测。

说明书不建议免疫受损或免疫抑制患者使用他克莫司软膏或吡美莫司乳膏,但文献报道通过皮肤进入血液循环的药物十分有限。建议特殊情况下应结合临床,充分权衡获益和风险,在密切监测下谨慎使用。

不建议同时接种减毒活疫苗。

(编写:云南省肿瘤医院)
(审核:江苏省人民医院)

羟喜树碱 Hydroxylcamptothecine

1. 概述

植物来源的抗肿瘤药物,为注射剂型。羟喜树碱给药后 1h,胆囊和小肠药物浓度最高,其次为癌细胞、骨髓、胃、肺等,24h 内癌细胞中药物浓度保持稳定水平。羟喜树碱在肝微粒体的代谢反应过程中受代谢酶 CYP3A4 和 CYP2E1 的作用;主要经胆汁随粪便排泄。血液中的清除过程呈双相曲线,分布半衰期为 4.5min,消除半衰期约为 29min。

2. 药物相互作用

与重组人干扰素 γ 合用,加重骨髓抑制作用,可能会危及生命,应避免合用。与其他能引起骨髓抑制的药物合用,应加强监测。

与其他有肝毒性的药物(如氟康唑等)、肾毒性药物(如恩替卡韦等)或心脏毒性药物(如表柔比星等)合用,可能有潜在的肝脏、肾脏或心肌损害风险,应加强监测,必要时调整剂量或治疗药物。

与甘草酸单铵盐可降低喜树碱毒性,在用药期间同服碳酸氢钠及甘草绿豆汤(绿豆 100g、甘草 10g),可减轻对肾脏的损害。

不建议同时接种减毒活疫苗。

（编写：中国医科大学附属第一医院）

（审核：中南大学湘雅二医院，中山大学附属第一医院）

托泊替康　Topotecan

1. 概述

植物来源的抗肿瘤药物，为注射剂型和口服剂型。口服给药血药浓度达峰时间为 1~2h；平均终末半衰期为 3~6h；主要经肾脏排泄，约 30% 经尿排泄。静脉给药 0.5~1.5mg/m^2，输注时间 30min，每日一次，连续 5d，终末半衰期为 2~3h。与血浆蛋白结合率低，为 35% 左右，在血细胞和血浆之间分布均匀；主要代谢途径为可逆性 pH 依赖的开环过程，转变为无活性的羧酸盐形式；主要经尿液和粪便排出。

2. 药物相互作用

托泊替康是 ABCG2（BCRP）和 ABCB1（P 糖蛋白）的底物。体外研究表明，托泊替康对人细胞色素 P450 酶、人胞浆酶二氢嘧啶脱氢酶或黄嘌呤氧化酶无明显抑制作用。群体研究中，与格拉司琼、昂丹司琼、吗啡或皮质类固醇激素合用，对托泊替康的药代动力学没有明显影响。

避免与治疗用卡介苗合用。

克拉屈滨、安乃近、非昔硝唑可以增强骨髓抑制作用，应避免合用。

BCRP/ABCG2 抑制剂（如维帕他韦）可能会增加托泊替康的血药浓度，口服给药患者应避免合用，静脉给药患者应加强监测。

托泊替康增强去铁酮的中性粒细胞减少作用，尽可能避免同时使用，若不能避免联用，应密切监测中性粒细胞计数。与粒细胞集落刺激因子合用，应加强监测，必要时调整治疗方案。

与细胞毒性药物（如紫杉醇或依托泊苷）合用，可导致骨髓抑制作用加重，应加强监测，减少剂量。与铂类（顺铂或卡铂）合用，骨髓抑制毒性有明显的顺序依赖，应加强监测，必要时调整给药方案。

（编写：中国医科大学附属第一医院）

（审核：中南大学湘雅二医院，中山大学附属第一医院）

伊立替康 Irinotecan

1. 概述

喜树碱的衍生物,作用于拓扑异构酶 I,为注射剂型。因制剂工艺不同分为盐酸伊立替康注射液和盐酸伊立替康脂质体注射液。

(1)盐酸伊立替康注射液 Irinotecan Hydrochloride Injection

静脉滴注伊立替康后,其表观分布容积与给药剂量有关(125mg/m² 的给药剂量为 110L/m²;340mg/m² 的给药剂量为 234L/m²)。血浆蛋白结合率为 30%~68%,活性代谢产物 SN-38 与血浆蛋白结合率较高,约 95%。伊立替康主要经肝脏代谢,参与代谢转化的酶主要有 CYP3A4 和 UTG1A1。伊立替康及其活性代谢产物的排泄途径尚未阐明,有研究显示通过胆汁和尿液的排泄约占 25%。伊立替康血浆浓度呈多指数下降,平均终末消除半衰期为 6~12h。活性代谢产物 SN-38 的平均终末消除半衰期为 10~20h。

(2)盐酸伊立替康脂质体注射液 Irinotecan Hydrochloride Liposome Injection

静脉输注伊立替康脂质体后,95% 的伊立替康在循环过程中仍然保持包封状态,其表观分布容积约为 4.1L,血浆蛋白结合率<0.44%。伊立替康脂质体的代谢机制和排泄途径可参考伊立替康注射液。伊立替康脂质体输注后其半衰期约为 26h,活性代谢产物 SN-38 的半衰期约为 68h。

2. 药物相互作用

伊曲康唑、酮康唑、UTG1A1 抑制剂(阿扎那韦、格卡瑞韦/哌仑他韦、培唑帕尼、瑞戈非尼、索拉非尼等)会增加伊立替康活性代谢产物 SN-38 的血药浓度,应避免合用。

避免同时使用夫西地酸(全身)和高度依赖 CYP3A4 代谢的药物,联合用药可能会增加药物的不良反应风险。夫西地酸(全身)会增加伊立替康的血药浓度,故应避免联用。

伊立替康与其他可引起免疫抑制或骨髓抑制的药物联合使用,可致严重感染,应避免合用:如安乃近、阿布昔替尼、巴瑞替尼、克拉屈滨、芦可替尼、那他珠单抗、托法替布、乌帕替尼、治疗用卡介苗等。

伊立替康会增加戈沙妥珠单抗的不良反应,因为戈沙妥珠单抗是一种抗体偶联物,可提供转化为活性代谢物 SN-38 的药物,SN-38 也是伊立替康的活性代谢物,两药联用会使 SN-38 浓度升高,应避免联用。

伊立替康与中强效 CYP3A4 诱导剂(见附录 2)及圣约翰草和五味子联用,会降低伊立替康及其活性代谢产物 SN-38 的血药浓度;若必须与上述药物联用,需密切监测伊立替康的临床治疗效果。伊立替康与中强效 CYP3A4 抑制剂(表 2-1-2)联用,会增加伊立替康及其活性代谢产物 SN-38 的血药浓度;若必须联用,需加强监测伊立替康的不良反应。

表 2-1-2　与伊立替康合用需加强监测的中强效 CYP3A4 抑制剂

药理分类	药物名称
抗菌药	环丙沙星、红霉素、克拉霉素
抗真菌药	艾沙康唑、泊沙康唑、伏立康唑、氟康唑
抗病毒药	洛匹那韦、利托那韦、茚地那韦
抗抑郁药	氟伏沙明
钙通道阻滞剂	地尔硫䓬、维拉帕米
抗心律失常药	决奈达隆
抗肿瘤药	克唑替尼、尼洛替尼、塞瑞替尼、伊马替尼
止吐药	阿瑞匹坦、奈妥匹坦
免疫抑制剂	环孢素

伊立替康与奥拉帕利、氯氮平、去铁酮、5- 氨基水杨酸衍生物(奥沙拉秦、巴柳氮、柳氮磺吡啶、美沙拉秦)合用会增加骨髓抑制风险,与上述药物联用时需注意密切监测血常规。

伊立替康可能会降低重组人粒细胞刺激因子、聚乙二醇化重组人粒细胞刺激因子的治疗效果,避免在伊立替康化疗结束后 24h 内使用。

伊立替康与地舒单抗、来氟米特、鞘氨醇 -1- 磷酸(S1P)受体调节剂(芬戈莫德、西尼莫德等)、伊奈利珠单抗合用会增加免疫抑制和感染风险,与上述药物联用时应加强监测。

伊立替康会增加吡美莫司和他克莫司的免疫抑制作用,说明书不建议免疫受损或免疫抑制患者使用他克莫司软膏或吡美莫司乳膏,但文献报道通过皮肤进入血液循环的药物十分有限。建议特殊情况下应结合临床,充分权衡获益与风险,在密切监测下谨慎使用。

不建议同时接种减毒活疫苗。

(编写:中国医科大学附属第一医院)
(审核:复旦大学附属肿瘤医院,中山大学附属第一医院)

依托泊苷 Etoposide

1. 概述

细胞周期特异性抗肿瘤药物,作用于拓扑异构酶Ⅱ,有口服和注射2种剂型。

(1)依托泊苷软胶囊 Etoposide Soft Capsules

研究显示服药 1~2h 后血中药物浓度达到高峰,依托泊苷软胶囊血浆中的浓度占全血浓度的 70%,主要分布在血液、子宫、卵巢、肾脏、癌组织、肝脏,组织中的浓度同血液浓度,不可通过血脑屏障。研究表明依托泊苷软胶囊主要通过粪便排泄(占 81.7%~87.2%),少量通过尿液排泄(占 4.3%~7.2%)。依托泊苷软胶囊的血浆半衰期约为 0.9h。

(2)依托泊苷注射液 Etoposide Injection

依托泊苷注射液静脉滴注后 97% 与血浆蛋白结合,脑脊液中的浓度(给药 2~20h 后)为血药浓度的 1%~10%。44%~60% 的药物主要通过肾脏排泄(其中 67% 以原型排泄),粪便排泄仅占 16%。依托泊苷注射液的平均血浆半衰期为 7h(3~12h)。

2. 药物相互作用

依托泊苷与其他可引起免疫抑制或骨髓抑制的药物联合使用,可致严重感染,应避免合用:安乃近、阿布昔替尼、巴瑞替尼、克拉屈滨、芦可替尼、那他珠单抗、托法替布、乌帕替尼、治疗用卡介苗等。

与 CYP3A4 中强效诱导剂(见附表 2)及紫锥菊联用,可降低依托泊苷的血药浓度,临床应权衡利弊,在密切监测下使用。

与 P 糖蛋白抑制剂(表 2-1-3)联用时会使依托泊苷的血药浓度增加,与上述药物合用时需加强监测,必要时调整剂量或治疗方案。

表 2-1-3 与依托泊苷合用需加强监测的 P 糖蛋白抑制剂

药理分类	药物名称
抗菌药	阿奇霉素、红霉素、克拉霉素
抗真菌药	泊沙康唑、酮康唑、伊曲康唑
抗病毒药	利托那韦、奈玛特韦 / 利托那韦
β- 受体阻滞药	卡维地洛
钙通道阻滞剂	维拉帕米
抗心律失常药	胺碘酮、决奈达隆、奎尼丁、普罗帕酮
抗肿瘤药	阿布昔替尼、奥希替尼、拉帕替尼、奈拉替尼、维莫非尼
免疫抑制剂	环孢素
抗疟药	奎宁

依托泊苷与地舒单抗、来氟米特、鞘胺醇 -1- 磷酸（S1P）受体调节剂（芬戈莫德、西尼莫德等）、伊奈利珠单抗合用会增加免疫抑制和感染风险，与上述药物联用时应加强监测。

依托泊苷与奥拉帕利、氯氮平、去铁酮、5- 氨基水杨酸衍生物（奥沙拉秦、巴柳氮、柳氮磺吡啶、美沙拉秦）会增加骨髓抑制风险，与上述药物联用时需注意密切监测血常规。

依托泊苷可能会降低重组人粒细胞刺激因子、聚乙二醇化重组人粒细胞刺激因子的治疗效果，避免在依托泊苷化疗结束后 24h 内使用。

依托泊苷可增强华法林的抗凝作用，联用时需密切监测 INR 以及出血症状。

依托泊苷会增加吡美莫司和他克莫司的免疫抑制作用，免疫受损或免疫抑制患者使用他克莫司软膏或吡美莫司乳膏，但文献报道通过皮肤进入血液循环的药物十分有限。建议特殊情况下应结合临床，充分权衡获益与风险，在密切监测下谨慎使用。

不建议同时接种减毒活疫苗。

（编写：中国医科大学附属第一医院）

（审核：复旦大学附属肿瘤医院，中山大学附属第一医院）

替尼泊苷 Teniposide

1. 概述

植物来源的抗肿瘤药物,为注射剂型。静脉注射后药物从中央室清除,分布相半衰期约为 1h;在体内的高蛋白结合率(>99%)可能限制其在体内的分布;能通过血脑屏障,在脑脊液中的浓度低于同时测定的血浆药物浓度。替尼泊苷的代谢途径尚未明确。消除相半衰期为 6~20h。药物的肾脏清除率仅占总清除率的 10% 左右。

2. 药物相互作用

与其他引起免疫抑制或骨髓抑制的药物联合使用,可导致严重感染,应避免合用:阿布昔替尼、托法替布、巴瑞替尼、治疗用卡介苗、芦可替尼、乌帕替尼、来氟米特、地舒单抗等。

与苯巴比妥和苯妥英类合用,增加替尼泊苷的平均清除率,应加强监测,调整剂量。

体外研究表明,甲苯磺丁脲、水杨酸钠和磺胺甲噻二唑可降低替尼泊苷与蛋白结合率,导致游离药物增加,增加药物作用和毒性反应,应加强监测。

吡美莫司、他克莫司有免疫抑制作用,说明书不建议免疫受损或免疫抑制患者使用他克莫司软膏或吡美莫司乳膏,但文献报道通过皮肤进入血液循环的药物十分有限。建议特殊情况下应结合临床,充分权衡获益和风险,在密切监测下谨慎使用。

不建议同时接种减毒活疫苗与灭活疫苗。

(编写:中国医科大学附属第一医院)
(审核:中南大学湘雅二医院,中山大学附属第一医院)

干扰有丝分裂和影响蛋白合成的药物

长春新碱 Vincristine

1. 概述

细胞周期特异性抗肿瘤药物,为注射剂型。静脉注射后迅速分布于各组织,神经细胞内浓度较高,很少透过血脑屏障,脑脊液浓度是血浆浓度的 1/30~1/20。血浆蛋白结合率为 75%，成人的 $t_{1/2\alpha}$ 小于 5min，$t_{1/2\gamma}$ 为 50~155min，末梢消除相 $t_{1/2\beta}$ 长达 85h。在肝内代谢，在胆汁中浓度最高，主要随胆汁排出，粪便消泄 70%，尿中排泄 5%~16%。长春新碱能选择性地集中在癌组织，可使增殖细胞同步化，进而使抗肿瘤药物增效。

2. 药物相互作用

由于夫西地酸可能会增加 CYP3A4 底物长春新碱的血清浓度，二者可能存在相互抑制代谢的风险，故长春新碱与夫西地酸应避免合用。长春新碱与 CYP3A4 强抑制剂（见附录 2）合用时，后者可以增加长春新碱的血清浓度，从而增加长春新碱暴露并增加毒性风险，故合用时应加强监测长春新碱的毒性，包括神经毒性、胃肠道毒性及骨髓抑制，如发现有副作用，应注意调整剂量或停药。

长春新碱与苯妥英钠合用，可能会引起后者吸收减少以及代谢和消除率的升高，从而降低苯妥英钠血药浓度，增加发作风险。合用时应加强监测苯妥英钠血药浓度。长春新碱与铂类抗肿瘤药物合用，可能增强前庭蜗神经障碍，与异烟肼合用也可加重神经系统毒性，合用时需加强监测神经毒性。

与 L- 天冬酰胺酶合用，可能增强神经系统及血液系统的障碍，为将毒性控制到最小，可将硫酸长春新碱在 L- 天冬酰胺酶给药前 12~24h 以前使用，并加强监测神经毒性及骨髓抑制。

（编写：中国医科大学附属第一医院）

（审核：山东省肿瘤医院，中山大学附属第一医院）

长春地辛　Vindesine

1. 概述

细胞周期特异性抗肿瘤药物，为注射剂型。长春地辛在体内代谢符合三室模型，$t_{1/2\alpha}$ 为 0.037h，$t_{1/2\beta}$ 为 0.912h，$t_{1/2\gamma}$ 为 24.2h；其不与血浆蛋白结合，主要由胆汁分泌到肠道排泄，约有 10% 经尿液排出。人体单次静脉注射后，血浆中的药物浓度迅速下降，广泛分布于脾脏、肺、肝脏，周围神经和淋巴结等的浓度为血浆浓度的数倍，但在脑脊液中的浓度很低。

2. 药物相互作用

由于夫西地酸可能会增加 CYP3A4 底物长春地辛的血清浓度,二者可能存在相互抑制代谢的风险,故长春地辛与夫西地酸应避免合用。长春地辛与治疗用卡介苗、克拉屈滨、安乃近合用时,会增强药物的骨髓抑制作用,应避免合用。长春地辛与去铁酮合用,可增强去铁酮的中性粒细胞减少作用,应加强监测中性粒细胞绝对计数。

(编写:中国医科大学附属第一医院)

(审核:山东省肿瘤医院,中山大学附属第一医院)

长春瑞滨 Vinorelbine

1. 概述

细胞周期特异性抗肿瘤药物,有口服和注射 2 种剂型。口服给药后可迅速被吸收,达峰时间为 1.5~3h,绝对生物利用度约为 40%。静脉注射长春瑞滨后的药代动力学符合三室模型。长春瑞滨的平均稳态分布容积约为 21.2L/kg,血浆蛋白结合率仅为 13.5%,主要与血细胞中的血小板结合(78%)。长春瑞滨及其代谢产物均由肝脏代谢,参与代谢的酶主要为 CYP3A4。药物的血浆清除率高,平均为 0.72L/h,主要通过胆汁排泄。长春瑞滨软胶囊的平均终末半衰期大约为 40h。

2. 药物相互作用

长春瑞滨与其他可引起免疫抑制或骨髓抑制的药物联合使用,可致严重感染,应避免合用:安乃近、阿布昔替尼、巴瑞替尼、克拉屈滨、芦可替尼、那他珠单抗、托法替布、乌帕替尼、治疗用卡介苗等。

长春瑞滨与地舒单抗、来氟米特、鞘胺醇 -1- 磷酸(S1P)受体调节剂(芬戈莫德、西尼莫德等)、伊奈利珠单抗合用会增加免疫抑制和感染风险,与上述药物联用时应加强监测。

长春瑞滨与奥拉帕利、氯氮平、去铁酮、5- 氨基水杨酸衍生物(奥沙拉秦、巴柳氮、柳氮磺吡啶、美沙拉秦)会增加骨髓抑制风险,与上述药物联用时需注意密切监测血常规。

与顺铂同时使用可能会增加长春瑞滨的骨髓抑制作用,在顺铂之前使用长春瑞滨可降低不良反应发生率,同时应密切监测血常规。

吉非替尼会增强长春瑞滨中性粒细胞减少的作用,两药联用时应密切监测血常规。

紫杉醇与长春瑞滨联用时会导致长春瑞滨的血液毒性和神经毒性加重,两药联用时需加强监测。

长春瑞滨会加重丝裂霉素的肺毒性,两药联用时需加强监测。

CYP3A4强效诱导剂(见附录2)与长春瑞滨联用,会降低长春瑞滨的血药浓度,与上述药物联用时应密切监测长春瑞滨的临床疗效。

CYP3A4强效抑制剂(见附录1)会增加长春瑞滨的血药浓度,临床应用时应加强监测不良反应。

长春瑞滨可能会降低重组人粒细胞刺激因子、聚乙二醇化重组人粒细胞刺激因子的治疗效果,避免在长春瑞滨化疗结束后24h内使用。

长春瑞滨会增加吡美莫司和他克莫司的免疫抑制作用,说明书不建议免疫受损或免疫抑制患者使用他克莫司软膏或吡美莫司乳膏,但文献报道通过皮肤进入血液循环的药物十分有限。建议特殊情况下应结合临床,充分权衡获益与风险,在密切监测下谨慎使用。

不建议同时接种减毒活疫苗。

(编写:中国医科大学附属第一医院)

(审核:复旦大学附属肿瘤医院,中山大学附属第一医院)

紫杉醇 Paclitaxel

1. 概述

影响微管生成的抗肿瘤药物,为注射剂。因制剂工艺不同分为紫杉醇注射液、注射用紫杉醇脂质体、注射用紫杉醇(白蛋白结合型)和注射用紫杉醇聚合物胶束。

(1) 紫杉醇注射液(paclitaxel injection):静脉滴注后紫杉醇注射液在血浆中的浓度呈现为一个双相性降低曲线。24h静脉滴注时其平均稳态时表现分布容积为227~688L/m^2。紫杉醇注射液的血浆蛋白结合率为89%~98%,主要通过肝脏代谢,参与代谢的酶主要为CYP2C8和CYP3A4。紫杉醇注射液主要通过粪便排泄,较少通过尿液排泄。

(2) 注射用紫杉醇脂质体(paclitaxel liposome for injection):肿瘤患者滴注紫杉醇脂质体后,血浆中药物呈双相消除,消除半衰期平均为

5.3~17.4h,89%~98%的药物与血浆蛋白结合,血浆峰浓度与剂量及滴注时间相关,尿中仅有少量原型药排出。

(3)注射用紫杉醇(白蛋白结合型)[paclitaxel for injection(albumin bound)]:白蛋白结合型紫杉醇静脉滴注后血浆中紫杉醇浓度呈双相下降,平均分布容积为632L/m²(欧美患者)及662.1L/m²(中国患者),血浆蛋白结合率约为94%。白蛋白结合型紫杉醇通过肝脏代谢,参与代谢的酶主要为CYP2C8和CYP3A4。静脉滴注后平均总体清除率为13~30L/(h·m²)。本品少于总给药量1%的药物以代谢物形式经尿排泄,经粪排泄的紫杉醇约占总给药量的20%。白蛋白结合型紫杉醇平均终末半衰期为13~27h。

(4)注射用紫杉醇聚合物胶束(paclitaxel polymeric micelles for injection):文献报道,静脉滴注紫杉醇聚合物胶束,药物血浆浓度呈双相曲线,血浆蛋白结合率为89%~98%。紫杉醇聚合物胶束主要在肝脏代谢,随胆汁进入肠道,经粪便排出。在175~435mg/m²的剂量范围内,紫杉醇聚合物胶束的平均消除半衰期为16.6~19.8h。

2. 药物相互作用

紫杉醇与其他可引起免疫抑制或骨髓抑制的药物联合使用,可致严重感染,应避免合用:安乃近、阿布昔替尼、巴瑞替尼、克拉屈滨、芦可替尼、那他珠单抗、托法替布、乌帕替尼、治疗用卡介苗等。

夫西地酸(全身)会增加紫杉醇的血药浓度,应避免联用。

紫杉醇与阿扎那韦联合使用,会导致紫杉醇的血药浓度升高,从而增加不良反应的发生率,故应避免两药联用。

避免紫杉醇联合卡铂方案与索拉非尼同时使用,会增加鳞状非小细胞肺癌患者的死亡率。

CYP2C8强效抑制剂吉非罗齐、中效抑制剂(地拉罗司、氯吡格雷、来氟米特、塞普替尼、特立氟胺等)、CYP3A4中强效抑制剂(见附录1)及葡萄柚汁和五味子会使紫杉醇的血药浓度升高,从而导致不良反应的发生率增加,当紫杉醇与上述药物联用时应加强监测。CYP3A4中强效诱导剂(见附录2)及圣约翰草会降低紫杉醇的血药浓度,与上述药物联用时应密切监测紫杉醇的临床疗效。

与蒽环类药物(如多柔比星、表柔比星、柔红霉素)联合使用,不仅会增加蒽环类药物的血药浓度,而且会使蒽环类药物的心脏毒性增加。两药联用时应在紫杉醇前使用蒽环类药物,同时密切监测患者的心脏毒性。

紫杉醇与奥拉帕利、氯氮平、去铁酮、5-氨基水杨酸衍生物(奥沙拉秦、巴柳氮、柳氮磺吡啶、美沙拉秦)联用时需注意密切监测血常规。

紫杉醇与地舒单抗、来氟米特、鞘胺醇-1-磷酸(S1P)受体调节剂(芬戈莫德、西尼莫德等)、伊奈利珠单抗合用会增加免疫抑制和感染风险,与上述药物联用时应加强监测。

与铂类(卡铂、顺铂)联用时,若在顺铂后给予紫杉醇会使紫杉醇的清除率降低,从而导致血液毒性增加,顺铂前给予紫杉醇会降低血液毒性风险,合用时需密切监测血常规。

紫杉醇可能会降低重组人粒细胞刺激因子、聚乙二醇化重组人粒细胞刺激因子的治疗效果,避免在紫杉醇化疗结束后24h内使用。

紫杉醇与长春瑞滨联用时会导致长春瑞滨的血液毒性和神经毒性加重,两药联用时需加强监测。

紫杉醇会增加华法林的抗凝效果,两药联用时应密切监测INR。

紫杉醇会增加吡美莫司和他克莫司的免疫抑制作用,说明书不建议免疫受损或免疫抑制患者使用他克莫司软膏或吡美莫司乳膏,但文献报道通过皮肤进入血液循环的药物十分有限。建议特殊情况下应结合临床,充分权衡获益与风险,在密切监测下谨慎使用。

不建议同时接种减毒活疫苗。

(编写:中国医科大学附属第一医院)
(审核:复旦大学附属肿瘤医院,中山大学附属第一医院)

多西他赛 Docetaxel

1. 概述

影响微管生成的细胞毒性抗肿瘤药物,为注射剂型。多西他赛药代动力学曲线符合三室药代动力学模型,平均全身清除率为21L/(h·m²),平均稳态分布容积为113L,血浆蛋白结合率约为97%。研究表明多西他赛主要经肝脏代谢,参与肝脏代谢的酶主要为CYP3A同工酶。多西他赛及其代谢产物主要经粪便排泄(约占75%),少量经尿液排泄尿液(约占6%)。

2. 药物相互作用

多西他赛与其他可引起免疫抑制或骨髓抑制的药物联合使用,可致严重感染,应避免合用:安乃近、阿布昔替尼、巴瑞替尼、克拉屈滨、芦可替尼、那他珠单抗、托法替布、乌帕替尼、治疗用卡介苗。

夫西地酸(全身)会增加多西他赛的血药浓度,应避免联用。

CYP3A4强效抑制剂(见附录1)会增加多西他赛的血药浓度,应避免联用。若临床无法避免同时使用,应考虑降低多西他赛50%的剂量,并加强监测不良反应。

CYP3A4强效诱导剂(见附录2)与多西他赛联用,会降低多西他赛的血药浓度,与上述药物联用时应密切监测多西他赛的临床疗效。

CYP3A4中效抑制剂(见附录1)以及葡萄柚汁和五味子会增加多西他赛的血药浓度,与上述药物联用时应密切监测不良反应。

多西他赛与奥拉帕利、氯氮平、去铁酮、5-氨基水杨酸衍生物(奥沙拉秦、巴柳氮、柳氮磺吡啶、美沙拉秦)联用会增加骨髓抑制风险,与上述药物联用时需注意密切监测血常规。

多西他赛与地舒单抗、来氟米特、鞘胺醇-1-磷酸(S1P)受体调节剂(芬戈莫德、西尼莫德等)、伊奈利珠单抗合用会增加多西他赛的免疫抑制和感染风险,与上述药物联用时应加强监测。

与蒽环类药物(如多柔比星,表柔比星,柔红霉素)联合使用,多西他赛不仅会增加蒽环类药物的血药浓度,而且会使蒽环类药物的心脏毒性增加。两药联用时,应在多西他赛前使用蒽环类药物,同时密切监测患者的心脏毒性。

决奈达隆、索拉非尼会增加多西他赛的血药浓度,从而导致不良反应的发生率增加,与上述药物联用时应加强监测。

多西他赛可能会降低重组人粒细胞刺激因子、聚乙二醇化重组人粒细胞刺激因子的治疗效果,避免在多西他赛化疗结束后24h内使用。

与卡铂、顺铂同时使用可能会增加多西他赛的骨髓抑制作用,在铂类之前使用多西他赛可降低不良反应发生率。

多西他赛会增加吡美莫司和他克莫司的免疫抑制作用,说明书不建议免疫受损或免疫抑制患者使用他克莫司软膏或吡美莫司乳膏,但文献报道通过皮肤进入血液循环的药物十分有限。建议特殊情况下应结合临床,充分权衡获益与风险,在密切监测下谨慎使用。

不建议同时接种减毒活疫苗。

(编写:中国医科大学附属第一医院)

(审核:复旦大学附属肿瘤医院,中山大学附属第一医院)

优替德隆 Utidelone

1. 概述

通过与微管蛋白结合,影响有丝分裂而发挥抗肿瘤作用,为注射剂型。单次静脉滴注优替德隆 $25 \sim 225 mg/m^2$ 剂量下,AUC 基本与剂量呈比例,消除半衰期为 $(9.8 \pm 1.3) \sim (16.1 \pm 1.7) h$。联用卡培他滨时,静脉滴注优替德隆 $30 mg/m^2$,一日 1 次,连用 5d,第 1 日和第 5 日给药后,血浆中优替德隆的平均达峰时间均为 1.5h,达峰浓度分别为 $(1\,045.33 \pm 396.48) ng/ml$ 和 $(807.50 \pm 276.23) ng/ml$;$AUC_{0-24h}$ 分别为 $(2\,513.33 \pm 799.93) h \cdot ng/ml$ 和 $(2\,675.88 \pm 790.68) h \cdot ng/ml$;表观分布容积分别为 $(165.04 \pm 39.58) L/m^2$ 和 $(168.97 \pm 82.56) L/m^2$;清除率分别为 $(12.71 \pm 4.65) L/(h \cdot m^2)$ 和 $(11.17 \pm 3.93) L/(h \cdot m^2)$;消除半衰期分别是 $(9.55 \pm 2.7) h$ 和 $(10.43 \pm 2.42) h$。实体瘤患者单次给药后,尿液中未检测到原型药物。

2. 药物相互作用

体外研究表明,优替德隆在临床剂量相应的浓度下不太可能对 CYP2C9、CYP2B6、CYP2D6、CYP2C8、CYP1A2、CYP2C19 和 CYP3A4 产生明显的抑制或诱导作用。

优替德隆主要通过氧化反应和酯水解反应代谢,联用相关代谢酶的抑制剂或诱导剂时应当谨慎。

(编写:四川省肿瘤医院)

(审核:中南大学湘雅二医院,中国医科大学附属第一医院)

艾立布林　Eribulin

1. 概述

新一代微管抑制剂,为注射剂型。艾立布林血药浓度为100~1 000ng/ml时,血浆蛋白结合率范围为49%~65%。主要以原型存在,代谢物浓度小于原型药物的0.6%。艾立布林主要通过胆汁排泄消除(达70%)。使用 ^{14}C 标记的艾立布林,约82%的剂量随粪便排泄,9%随尿液排出。平均终末半衰期约为40h。中重度肾功能损害患者给予标准剂量后的暴露量高出1.5倍。轻度肝功能损害的患者中暴露量增加至1.8倍,中度肝功能损害的患者中暴露量增加至2.5倍。

2. 药物相互作用

体外研究表明,艾立布林是CYP3A4的轻度抑制剂,不抑制CYP1A2、2B6、2C8、2C9、2C19、2D6或2E1的活性,不抑制BCRP、OCT1、OCT2、OAT1、OAT3、OATP1B1和OATP1B3转运蛋白介导的活性。

与其他可引起骨髓抑制的药物合用,可加重艾立布林骨髓抑制的风险,应避免合用:如克拉屈滨、安乃近等;与治疗用卡介苗合用,降低其疗效,应避免合用;与集落刺激因子类药物(如重组人粒细胞刺激因子、硫培非格司亭等)合用,应避免在艾立布林给药后24h使用。与去铁酮合用,可增强去铁酮中性粒细胞减少作用,应加强监测。

与治疗窗窄且主要通过CYP3A4介导代谢消除的物质(如阿芬太尼、环孢素、麦角胺、芬太尼、匹莫齐特、奎尼丁、西罗莫司、他克莫司)合用时应慎重并加强监测,必要时调整药物剂量或治疗方案。

(编写:四川省肿瘤医院)
(审核:中南大学湘雅二医院,中国医科大学附属第一医院)

门冬酰胺酶　Asparaginase

1. 概述

通过抑制蛋白质合成发挥抗肿瘤作用,为注射剂型。经肌肉或静脉途径吸收,血浆蛋白结合率约30%。肌内注射后的达峰时间为12~24h。门冬酰胺酶排泄似呈双相性,仅有微量从尿中排泄。肌内注射的血浆半衰期为39~49h,静脉注射的血浆半衰期为8~30h。

2. 药物相互作用

与泼尼松、促皮质激素或长春新碱合用,可增强门冬酰胺酶的致高血糖作用,并可能增加神经病变及红细胞生成紊乱的危险性,应加强监测。为减少毒性,建议先用前述各药后再用门冬酰胺酶。

门冬酰胺酶可增高血尿酸的浓度,与别嘌醇或秋水仙碱、磺吡酮等抗痛风药合用时要调节上述抗痛风药剂量以控制高尿酸血症或痛风。

糖尿病患者使用门冬酰胺酶治疗时及治疗后,须注意调节口服降糖药或胰岛素的剂量。

与硫唑嘌呤、苯丁酸氮芥、环磷酰胺、环孢素、巯嘌呤、单克隆抗体CD3 或放疗合用,可提高疗效,因而应考虑减少化疗药物、免疫抑制剂或放射疗法的剂量。

与激素类避孕药合用,可增加血栓形成风险,应加强监测,必要时调整治疗方案。

门冬酰胺酶可能会增加地塞米松的血清浓度,应加强监测。

与甲氨蝶呤同用,可通过抑制细胞复制的作用而阻断甲氨蝶呤的抗肿瘤作用,应加强监测。

不建议同时接种减毒活疫苗。

（编写：江西省肿瘤医院）

（审核：中南大学湘雅二医院,四川省肿瘤医院）

培门冬酶　Pegaspargase

1. 概述

通过抑制蛋白质合成发挥抗肿瘤作用,为注射剂型。单次肌内注射后第 5 日,平均最大门冬酰胺酶活性达到约 1IU/ml。从肌内注射部位吸收的平均半衰期为 1.7d。第一次肌内注射后的相对生物利用度为 82%,重复给药后为 98%。诱导期单次静脉滴注后,平均峰浓度(C_{max})和 AUC 分别为 1.6IU/ml 和 16.6IU/(ml·d)。单次肌内注射和静脉注射的清除率分别为 0.17L/(m^2·d) 和 0.2L/(m^2·d)。单次肌内注射和单次静脉注射半衰期分别约为 5.8d、5.3d。

2. 药物相互作用

与激素避孕药合用,可增加培门冬酶引起的血栓形成风险,应加强监测,必要时调整治疗方案:雌二醇、左炔诺孕酮(全身性)、屈螺酮、炔雌醇等。

不建议同时接种减毒活疫苗。

(编写:江西省肿瘤医院)

(审核:中南大学湘雅二医院,四川省肿瘤医院)

参考文献(药品说明书除外)

第二章 激素类抗肿瘤药

芳香化酶抑制剂

来曲唑 Letrozol

1. 概述

非甾体类芳香化酶抑制剂抗肿瘤药,为人工合成的苄三唑类衍生物,口服片剂。口服吸收迅速、完全,平均绝对生物利用度为99.9%,血浆蛋白结合率为60%,主要是白蛋白(55%)。在组织中分布迅速、广泛,稳态时的表观分布容积为(1.87 ± 0.47)L/kg。来曲唑主要通过肝脏细胞色素P450同工酶3A4和2A6代谢;对CYP2C19有中度抑制作用。主要经肾脏排泄;血浆终末半衰期为2~4d,没有持续蓄积作用。对于肾功能受损的患者(肌酐清除率 ≥ 10ml/min)无需调整剂量。轻中度肝功能损害无需调整剂量。

2. 药物相互作用

他莫昔芬可降低来曲唑血浆浓度,应避免合用。

与其他抗雌激素药或含雌激素药联合使用可减弱来曲唑药理作用,应避免合用。

CYP3A4和CYP2A6抑制剂会减少来曲唑的代谢,增加来曲唑的血浆浓度,合用CYP3A4强抑制剂,包括但不限于克拉霉素、泰利霉素、伏立康唑、酮康唑、伊曲康唑、利托那韦及CYP2A6强抑制剂如甲氧沙林,可能增加来曲唑的暴露量,应谨慎合用。

CYP3A4和CYP2A6诱导剂会增加来曲唑的代谢,从而降低来曲唑的血浆浓度,合并给药CYP3A4诱导剂,如利福平、苯妥英、苯巴比妥、卡马西平和圣约翰草,可能减少来曲唑的暴露,应谨慎合用。

来曲唑中度抑制CYP2C19,与主要依靠CYP2C19消除且治疗窗窄的药物(如苯妥英、氯吡格雷)合用应谨慎,加强监测。

与CYP2C19和CYP3A4的已知抑制剂,如西咪替丁,及CYP2C19

治疗窗窄的敏感底物,如华法林合用,不会引起临床显著的药物相互作用。

(编写:中南大学湘雅二医院,中国医科大学附属第一医院)

(审核:江苏省人民医院,中国医学科学院肿瘤医院)

阿那曲唑 Anastrozole

1. 概述

非甾体类芳香化酶抑制剂抗肿瘤药,为片剂。口服吸收较快,禁食条件下血浆浓度达峰时间为服药后 2h;血浆蛋白结合率仅为 40%;阿那曲唑在绝经后妇女体内广泛代谢;主要经粪便和尿路排泄。阿那曲唑清除较慢,血浆消除半衰期为 40~50h。轻至中度肾功能损害患者不用调整剂量;轻度肝功能损害不用调整剂量。

2. 药物相互作用

与他莫昔芬联合使用可降低阿那曲唑的血药浓度,应避免合用。

与含雌激素的药物(如:环丙孕酮、炔雌醇、己烯雌酚、屈螺酮和雌二醇等)联合使用可减弱阿那曲唑的药理作用,应避免合用。

与恩扎卢胺合用,显著降低阿那曲唑血药浓度,避免合用。

与氟维司群联合使用会降低阿那曲唑血药浓度,但临床获益增加。

(编写:中南大学湘雅二医院,中国医科大学附属第一医院)

(审核:江苏省人民医院,中国医学科学院肿瘤医院)

依西美坦 Exemestane

1. 概述

芳香化酶抑制剂,为口服制剂。口服吸收快,在乳腺癌患者中平均达峰时间为 1.2h;广泛分布于各组织,血浆蛋白结合率约为 90%;依西美坦广泛代谢后主要经过尿和粪便排泄。在健康绝经后妇女口服依西美坦,血浆浓度多以指数形式降低,平均终末半衰期为 24h。

体外研究表明,依西美坦通过细胞色素 P450、CYP3A4 代谢,但并不抑制任何主要的 CYP 同工酶,包括 CYP1A2、CYP2C9、CYP2D6、CYP2E1 和 CYP3A4;与强效 CYP3A4 抑制剂(酮康唑)合用时,药动学未发生改变。

2. 药物相互作用

雌激素衍生物可能会降低依西美坦的治疗效果,应避免在接受依西美坦治疗的患者中使用雌激素衍生物。

与强效 CYP3A4 诱导剂联合使用,可以显著减少依西美坦的暴露量,可能降低药物疗效,建议剂量调整为 50mg,一日一次,餐后服用,此类药物包括利福平、苯巴比妥、苯妥英、卡马西平、圣约翰草、扑米酮等。

应谨慎与经 CYP3A4 代谢且治疗窗窄的药物联合使用。

(编写:中南大学湘雅二医院,中国医科大学附属第一医院)
(审核:江苏省人民医院,中国医学科学院肿瘤医院)

抗雌激素类药物

他莫昔芬 Tamoxifen

1. 概述

非固醇类抗激素药物,为片剂。口服吸收迅速;血清蛋白结合率大于 99%;他莫昔芬经肝脏代谢,主要方式为羟基化、去甲基化和结合反应。主要活性代谢产物为 N- 去甲基他莫昔芬,次要代谢产物为 4- 羟基他莫昔芬和他莫昔芬的侧链伯醇衍生物;主要通过粪便排泄;他莫昔芬的清除半衰期为 5~7d, N- 去甲基他莫昔芬的清除半衰期为 14d。

2. 药物相互作用

他莫昔芬是 CYP3A4、2C9、2D6 的底物,也是 P 糖蛋白的抑制剂。

CYP2D6 抑制剂可降低他莫昔芬主要活性代谢产物 4- 羟基 -N- 去甲基他莫昔芬的血浆浓度,与 5- 羟色胺选择性重摄取抑制剂(serotonin-selective reuptake inhibitor, SSRI)抗抑郁药(如帕罗西汀)联用,可降低他莫昔芬疗效。因此,与 CYP2D6 强抑制剂(见附录 1)及西那卡塞尽可能避免合用。与 CYP2D6 中效抑制剂(见附录 1)以及硫利达嗪合用,可降低他莫昔芬活性代谢产物的血浆浓度,合用应加强监测、调整剂量或更换治疗药物。

与 CYP3A4 强诱导剂(见附录 2)以及苯巴比妥,中效抑制剂扑米酮合用,降低他莫昔芬及其活性代谢产物血药浓度,应避免合用。

他莫昔芬降低阿那曲唑血浆浓度,且无更好的疗效获益,禁止合用。

与溴隐亭合用,提高他莫昔芬和 *N*- 去甲基他莫昔芬的血清水平,应加强监测,必要时调整剂量或更换治疗药物。

他莫昔芬降低来曲唑的血浆浓度,不推荐合用,合用时应加强监测,必要时调整剂量或更换治疗药物。

与香豆素类(如华法林)抗凝药物合用,可能显著增加抗凝效果和 / 或临床意义的出血。建议特殊情况下应结合临床,充分权衡获益和风险,在密切监测下谨慎使用。

雌激素可影响本品治疗效果。

与细胞毒类药物联用治疗乳腺癌时,发生血栓栓塞事件的风险增加,因此化疗期间,对患者应采取必要的预防性措施。

(编写:中南大学湘雅二医院,中国医科大学附属第一医院)

(审核:江苏省人民医院,中国医学科学院肿瘤医院)

托瑞米芬 Toremifene

1. 概述

非固醇类抗激素药物,为片剂。口服后迅速吸收,约 3h 达到峰浓度;血清蛋白(主要为白蛋白)结合率大于 99.5%,分布半衰期为 4h (2~12h);托瑞米芬广泛代谢,主要代谢物为 *N*- 去甲基托瑞米芬;主要以代谢物通过粪便排泄,可有肝肠循环,约 10% 药物以代谢物的形式从尿中排泄。消除半衰期平均为 5d(2~10d)。对于肾功能不全患者,给药剂量无影响。

2. 药物相互作用

托瑞米芬主要代谢途径为 CYP3A4 酶系统。

与 CYP3A4 酶强抑制剂(见附录 1)以及中效抑制剂红霉素等合用可抑制托瑞米芬的代谢,升高其稳态血药浓度,应避免合用;如需使用此类药物,建议停用托瑞米芬;如无法停用,应密切监测 Q-T 间期是否延长。

与 CYP3A4 酶强诱导剂,如苯巴比妥、苯妥英、卡马西平合用可加速托瑞米芬的代谢,使稳态血药浓度下降,应避免联合使用若无法避免合用,可能要将托瑞米芬每日剂量加倍。

CYP3A4 酶抑制剂可抑制托瑞米芬代谢。CYP3A4 强抑制剂泊沙康唑通过增加托瑞米芬稳态血药浓度,可能导致严重的心律失常或其他类似毒性的风险,因此禁止合用。托瑞米芬应避免与 CYP3A4 强效抑制剂(见附录 1)合用,与 CYP3A4 中效抑制剂(见附录 1)合用需谨慎并加强监测。

夫西地酸可能会增加托瑞米芬的血药浓度,应避免合用。如果无法避免合用,应密切监测。

已知抗雌激素药物与华法林类抗凝药合用可引起出血时间过度延长,应避免合用。

与减少肾排泄钙的药物如噻嗪类利尿剂可增加高钙血症的发生风险,合用时应加强监测、调整剂量或更换治疗药物。

与延长 QT 间期药物合用可能增加室性心律失常(包括尖端扭转型室性心动过速)的风险,应禁止合用:I_a 类抗心律失常药(如丙吡胺、奎尼丁、普鲁卡因胺)或 Ⅲ 类抗心律失常药(如胺碘酮、索他洛尔、伊布利特),抗精神病药(如氟哌啶醇、硫利达嗪),抗抑郁药(如阿米替林、文拉法辛),抗菌药物(如红霉素、氧氟沙星、左氧氟沙星),止吐药(如昂丹司琼、格拉司琼),抗组胺药(如阿司咪唑、咪唑斯汀、特非那定),以及其他(如苄普地尔、长春胺、西沙必利)。

与其他可延长 Q-T 间期的药物合用,可能增加室性心律失常(包括尖端扭转型室性心动过速)的风险,应调整给药方案,如果需要联合使用,应定期进行心电图检测,以监测 Q-T 间期延长,包括但不限于:促胃动力药(多潘立酮);抗肿瘤药物(三氧化二砷、仑伐替尼、塞瑞替尼);抗结核药物(贝达喹啉);抗精神病药(齐拉西酮)等。

(编写:中南大学湘雅二医院,中国医科大学附属第一医院)
(审核:江苏省人民医院,中国医学科学院肿瘤医院)

氟维司群 Fulvestrant

1. 概述

竞争性雌激素受体拮抗剂,作用机制与下调雌激素受体蛋白水平有关,为注射剂型。肌内注射后吸收缓慢,约 5d 后达到血药峰浓度;主要分布在血管外,稳态表观分布容积为 3~5L/kg,血浆蛋白结合率为

99%；未对氟维司群的代谢进行充分研究，但其代谢途径包括了许多与内源性甾体相似的可能的生物转化途径；约 90% 通过粪便排泄，仅有少于 1% 通过尿路排泄。氟维司群的清除率很高，为 (11 ± 1.7) ml/$(min \cdot kg)$，肌内注射后终末半衰期约为 50d。

轻中度肾损害不会导致氟维司群的药代动力学发生任何临床相关的变化。

体外研究表明，CYP3A4 是唯一参与氟维司群氧化的 P450 同工酶，氟维司群不抑制 CYP450 同工酶；然而在体内，非 P450 途径代谢占主导地位。

2. 药物相互作用

与 CYP3A4 底物咪达唑仑相互作用的临床研究表明氟维司群对 CYP3A4 无抑制作用。

与 CYP3A4 诱导剂利福平和 CYP3A4 抑制剂酮康唑相互作用的临床研究表明，氟维司群的清除率未发生临床相关性的改变，因此，与 CYP3A4 抑制剂或诱导剂合用时氟维司群无须调整剂量。

（编写：中南大学湘雅二医院，中国医科大学附属第一医院）

（审核：江苏省人民医院，中国医学科学院肿瘤医院）

抗雄激素类药物

氟他胺 Flutamide

1. 概述

雄激素受体拮抗剂类抗肿瘤药物，为口服制剂。

本品口服后从胃肠道吸收，在体内代谢为活性代谢物 α- 羟基氟他胺，该代谢物达峰时间约 2h，血浆蛋白结合率 90% 以上，消除相半衰期约 6h。原药及活性代谢物主要分布在前列腺，大部分通过尿液，少量通过粪便排出体内。

2. 药物相互作用

CYP1A2 是茶碱和氟他胺的主要代谢酶，本品与茶碱合用时会出现茶碱血浆浓度增加，合并用药时监测茶碱浓度。

双香豆素与本品合并用药时，可见凝血酶原时间延长。因此必须监测凝血酶原时间,以此决定首剂和维持抗凝药物的用量。

(编写:山东省肿瘤医院)

(审核:中国医学科学院肿瘤医院,云南省肿瘤医院)

比卡鲁胺　Bicalutamide

1. 概述

抗雄激素受体拮抗剂类抗肿瘤药物,为口服制剂。本品经口服吸收良好。与蛋白高度结合[消旋体96%,(R)- 对映体>99%],并在肝中被广泛代谢,其代谢产物以几乎相同的比例经肾及胆消除。稳态时有效(R)- 对映体占总循环内药量的99%。(S)- 对映体相对(R)- 对映体消除较为迅速,后者的血浆清除半衰期为1周,可在血浆中蓄积。(R)- 对映体的药代动力学不受年龄、肾损害或轻、中度肝损害的影响。在严重肝损害病例中,(R)- 对映体血浆清除较慢。

2. 药物相互作用

本品显示抑制细胞色素P450(CYP3A4)活性,因此当与主要由CYP3A4代谢的药物联合应用时应谨慎。与其他CYP3A4抑制剂西沙必利、特非那定合用,会增加Q-T间期延长和尖端扭转型室性心动过速的风险,应禁止合用。由于弱CYP3A4抑制剂可能增加西罗莫司浓度和毒性风险,合用时应考虑调整治疗方案。

当本品与环孢素和钙通道阻滞剂联合应用时应谨慎。尤其当出现药效增加或药物不良反应迹象时,可能需要减少这些药物的剂量。对环孢素,推荐在本品治疗开始或结束后密切监测血浆浓度和临床状况。

在合并接受香豆素类(如华法林)抗凝药物和比卡鲁胺治疗的患者中,应密切监测PT和INR,并考虑可能需要调整抗凝药物的剂量。

(编写:山东省肿瘤医院)

(审核:中国医学科学院肿瘤医院,云南省肿瘤医院)

阿帕他胺　Apalutamide

1. 概述

阿帕他胺为雄激素受体拮抗剂类抗肿瘤药物,为口服制剂。平均绝对口服生物利用度约为100%。中位达峰时间为2h,服用4周后达到稳态,稳态时阿帕他胺的平均表观分布容积约为276L,平均有效半衰期约为3d。主要通过肝脏CYP2C8和CYP3A4代谢消除,形成活性代谢物N-去甲基阿帕他胺。阿帕他胺和N-去甲基阿帕他胺与血浆蛋白结合的比例分别为96%和95%,无浓度依赖性。代谢物主要经尿液排泄。

2. 药物相互作用

阿帕他胺合用强效CYP2C8(如吉非罗齐)或CYP3A4(如伊曲康唑)抑制剂会增加活性成分的稳态暴露量。不需要调整初始剂量,但可根据耐受性降低阿帕他胺剂量。而合用强效CYP3A4诱导剂(如利福平)可降低活性成分的稳态暴露量,应谨慎使用。

阿帕他胺是CYP3A4和CYP2C19的强效诱导剂,与主要经CYP3A4(如阿贝西利、阿瑞匹坦、硼替佐米、克唑替尼、多柔比星、米非司酮、利匹韦林、长春新碱等)和CYP2C19(如阿布昔替尼、右兰索拉唑、艾司奥美拉唑、兰索拉唑、奥美拉唑等)代谢的药物合用时,会降低这些药物的暴露量,避免联合使用,建议更换其他药物。

其他经CYP3A4(如克拉霉素、吉非替尼、舒芬太尼、塞替派、三唑仑、伏立康唑等)和CYP2C19(如氯吡格雷)代谢的药物与其联合使用时谨慎,加强监测,若不能避免联用,应考虑增加给药剂量或给药频次等治疗方案的调整。

阿帕他胺还是P糖蛋白(P-gp)的弱效诱导剂,与作为P-gp底物的药物(如达比加群酯、多柔比星等)合用时,会降低这些药物的暴露量,同样应避免联合使用,建议更换其他药物。与其他P-gp底物的药物(如阿法替尼、富马酸丙酚替诺福韦等)联合使用时应加强监测,若不能避免联用,应考虑增加给药剂量或给药频次等治疗方案的调整。

(编写:山东省肿瘤医院)

(审核:中国医学科学院肿瘤医院,云南省肿瘤医院)

达罗他胺 Darolutamide

1. 概述

抑制雄激素受体(androgen receptor, AR)的激素拮抗类抗肿瘤药,为口服剂型。达罗他胺由两种非对映异构体[(S,R)-达罗他胺和(S, S)-达罗他胺]组成,这两种非对映异构体通过达罗他胺酮的主要循环代谢物相互转化。三种物质在体外均显示出相似的药理学活性。口服给药后,达罗他胺的达峰时为4h,并广泛分布于细胞内和细胞外液体间隙。达罗他胺与人血浆蛋白中度(92%)结合,其主要代谢物达罗他胺酮与血浆蛋白高度(99.8%)结合,达罗他胺穿过完整血脑屏障的可能性较低。

达罗他胺主要由CYP3A4介导的氧化代谢以及优先由UGT1A9和UGT1A1介导的直接葡萄苷酸化代谢进行代谢。此外,主要由AKR1C亚型催化达罗他胺酮还原为药物非对映异构体。

达罗他胺和达罗他胺酮在患者血浆中的有效半衰期约为20h。达罗他胺药物相关物质约2/3经尿液排泄(约7%为原型),约1/3经粪便排泄。

2. 药物相互作用

达罗他胺是CYP3A4和P糖蛋白(P-gp)的底物,不推荐达罗他胺与CYP3A4和P糖蛋白诱导剂(见附录2)同时使用。

达罗他胺是乳腺癌耐药蛋白(BCRP)的底物,与拓扑替康、培唑帕尼合用可增加拓扑替康的血药浓度,应避免合用。

达罗他胺可提高瑞舒伐他汀的血药浓度,在瑞舒伐他汀(5mg)单次给药前接受达罗他胺(600mg,每日两次,持续5d),导致瑞舒伐他汀的平均暴露量(AUC)和C_{max}增加约5倍,在使用时应加强监测,必要时调整用药剂量。

(编写、审核:中国医学科学院肿瘤医院)

阿比特龙 Abiraterone

1. 概述

阿比特龙通过抑制17α-羟化酶/C17,20-裂解酶(CYP17)抑制雄激素的合成起到抗肿瘤的作用,为口服制剂。阿比特龙中位达峰时间为2h。阿比特龙与人血浆蛋白、白蛋白和α-1酸性糖蛋白高度结合(>99%)。CYP3A4和SULT2A1参与阿比特龙的代谢。阿比特龙在血浆中的平均终末半衰期(均数±SD)为(12±5)h。主要从粪便(88%)

排泄。

阿比特龙是肝脏药物代谢酶 CYP2D6(中度)和 CYP2C8 的抑制剂。体外研究显示在临床相关浓度范围下,阿比特龙不是 P 糖蛋白的底物,而是 P 糖蛋白的抑制剂。

2. 药物相互作用

CYP3A4 强诱导剂可以降低阿比特龙的血清浓度,本品治疗期间避免合并使用强 CYP3A4 诱导剂(见附录 2)及利福布汀、利福喷丁。

本品与经 CYP2D6 活化或代谢的药物(特别是治疗指数较窄的药物)联合使用时需谨慎,应当考虑降低治疗指数较窄的药物的剂量。经 CYP2D6 代谢的药物包括美托洛尔、普萘洛尔、地昔帕明、文拉法辛、氟哌啶醇、利培酮、普罗帕酮、氟卡尼、可待因、羟考酮、曲马多等(后三种药品需要通过 CYP2D6 形成活性镇痛代谢物)。

CYP2D6 抑制剂(中度)可以增加硫利达嗪、艾格司他血药浓度,抑制 CYP2D6 的药物会显著抑制硫利达嗪的代谢,并可能增加严重的、可能致命的心律失常的风险。中度 CYP2D6 抑制剂可以降低他莫昔芬活性代谢物的血清浓度。建议避免硫利达嗪与阿比特龙合用,对需合用阿比特龙与艾格司他、他莫昔芬的患者根据情况调整治疗方案。

多柔比星是 CYP3A4、CYP2D6 和 P-gp 的底物。由于 CYP2D6 抑制剂可能会增加多柔比星的暴露并增加毒性风险,因此应避免与阿比特龙同时使用。

阿比特龙可使噻唑烷二酮类药物(曲格列酮、罗格列酮、吡格列酮)的血药浓度升高、药理作用增强,两种药物联合应用时,应监测。本品与主要靠 CYP2C8 消除的药物联合使用时,暴露量预计不会出现具有临床意义的增加,但两者合用时,应监测治疗指数窄的 CYP2C8 底物的毒性表现。

由于去势治疗可延长 Q-T 间期,因此本品与已知可延长 Q-T 间期的药物或可以诱导尖端扭转性室性心动过速的药物联合使用时应谨慎,如 I_a 类(例如奎尼丁、丙吡胺)或 Ⅲ 类抗心律失常药品(例如胺碘酮、索他洛尔、多非利特、伊布利特)、美沙酮、莫西沙星、抗精神病药等。

螺内酯可与雄激素受体结合并可能增加前列腺特异性抗原

(prostate specific antigen,PSA)水平。不推荐与本品联合使用。

不建议与氯化镭[^{223}Ra]联合使用。可能导致死亡率增加和骨折发生率增加。

本品与糖皮质激素联合使用可增强骨密度降低效应及增加高血糖症风险。

阿比特龙和多西他赛可能存在药效学的交叉耐药,临床应该谨慎合用。

（编写：中国医学科学院肿瘤医院）

（审核：上海交通大学医学院附属瑞金医院）

恩扎卢胺 Enzalutamide

1. 概述

作用于雄激素受体信号通路,竞争性抑制雄激素与雄激素受体结合起到抗肿瘤作用,为口服剂型。恩扎卢胺的口服吸收率为84.2%,血药浓度达峰时间为1~2h,血浆中的平均终末半衰期为5.8d,表观分布容积110L,血浆蛋白的结合率为97%~98%,提示血管外分布广泛,可透过血脑屏障。恩扎卢胺被广泛代谢,主要由CYP2C8代谢,其次是CYP3A4/5。恩扎卢胺是一种强效酶诱导剂,可增加多种酶和转运体的合成,可能诱导的酶包括CYP3A（肝脏和肠道）、CYP2B6、CYP2C9、CYP2C19和尿苷二磷酸葡糖醛酸酸转移酶（UGT-葡糖醛酸结合酶）。此外,本品还可能诱导转运蛋白P-gp和其他转运体,例如多药耐药相关蛋白-2（MRP2）、乳腺癌耐药蛋白（BCRP）和有机阴离子转运多肽1B1（OATP1B1）。主要（约为71.0%）以无活性代谢物形式从尿中排泄,粪便中仅为13.6%。平均表观清除率（CL/F）范围为0.520~0.564L/h。轻、中、重度肝功能损伤和轻、中度肾功能损伤无需调整剂量。

2. 药物相互作用

避免联用或者慎用强效CYP2C8抑制剂（如吉非罗齐）,如果患者必须合用强效CYP2C8抑制剂,恩扎卢胺剂量应降至80mg,每日1次。而作为中效CYP2C8诱导剂和强效CYP3A4诱导剂的利福平,则应避免与恩扎卢胺联用,如无法避免,需要增加恩扎卢胺的剂量。

由于恩扎卢胺是CYP3A4酶的强诱导剂,可以降低以下药品的血清浓度,因此避免与表2-2-1中药物合用;与表2-2-2中药品合用时应加强监测或调整治疗方案。

表2-2-1 避免与恩扎卢胺合用的CYP3A4底物

药理分类	药物名称
抗结核药	德拉马尼
抗真菌药	伊曲康唑
抗病毒药	艾尔巴韦格拉瑞韦、多拉韦林、利匹韦林、利托那韦、奈玛特韦/利托那韦
抗寄生虫药	吡喹酮、复方蒿甲醚、哌喹
抗精神病药	奥氮平、鲁拉西酮
抗脑血管病药	尼莫地平
钙通道阻滞药	尼索地平
治疗慢性心功能不全的药物	伊伐布雷定
抗心律失常药	决奈达隆
周围血管舒张药	阿伐那非
治疗消化性溃疡和胃食管反流病药物	伏诺拉生
促胃肠动力药及止吐药和催吐药	阿瑞匹坦
主要作用于泌尿系统的药物	非奈利酮
主要作用于生殖系统的药物	米非司酮
免疫抑制药	西尼莫德
抗肿瘤药	阿贝西利、阿昔替尼、艾伏尼布、奥布替尼、长春新碱脂质体、多柔比星、恩曲替尼、克唑替尼、尼洛替尼、佩米替尼、硼替佐米、瑞戈非尼、瑞派替尼、塞尔帕替尼、索拉非尼、司美替尼、他莫昔芬、托瑞米芬、伊沙佐米、泽布替尼

表 2-2-2 与恩扎卢胺合用需加强监测或调整治疗方案的 CYP3A4 底物

药理分类	药物名称
抗生素	克拉霉素
抗真菌药	伏立康唑、酮康唑
抗病毒药	奈韦拉平、茚地那韦
抗寄生虫药	奎宁
镇痛药	阿芬太尼、舒芬太尼
镇静药、催眠药和抗惊厥药	三唑仑、扎来普隆
抗精神病药	阿立哌唑、喹硫平、氯氮平、利培酮
抗焦虑药	丁螺环酮
抗抑郁药	伏硫西汀、曲唑酮
钙通道阻滞药	地尔硫䓬、非洛地平、马尼地平、维拉帕米、硝苯地平
周围血管舒张药	他达拉非
促凝血药	阿伐曲泊帕
抗凝血药	阿哌沙班、利伐沙班
肾上腺皮质激素和促肾上腺皮质激素	地塞米松、甲泼尼龙
胰岛素和其他影响血糖的药物	利格列汀
免疫抑制药	环孢素、他克莫司、西罗莫司
抗肿瘤药	奥希替尼、醋酸阿比特龙、达沙替尼、厄洛替尼、吉非替尼、拉罗替尼、拉帕替尼、普拉替尼、舒尼替尼、塞替派、维莫非尼、伊立替康、伊马替尼、依托泊苷、依维莫司、依西美坦

由于恩扎卢胺是 CYP2C9 酶的中等强度的诱导剂,可以降低维生素 K 拮抗剂的血清浓度,因此不建议与维生素 K 拮抗剂华法林或醋硝香豆素合用,如合用,监测国际标准化比值。

由于恩扎卢胺是 P 糖蛋白抑制剂,可能会增加以下药物的血清浓度,因此避免与托泊替康、阿法替尼、秋水仙碱、地高辛、瑞格列奈、雌二醇、炔诺酮合用。

恩扎卢胺可以降低苯妥英钠的血药浓度,苯妥英也可以降低恩扎卢胺的血药浓度,不推荐苯妥英与恩扎卢胺联合使用。

(编写:中国医学科学院肿瘤医院)

(审核:上海交通大学医学院附属瑞金医院)

孕激素类药物

甲地孕酮　Megestrol

1. 概述

激素类抗肿瘤药物,包含片剂、分散片、胶囊剂、软胶囊等多种剂型。甲地孕酮口服后迅速吸收,2h 后可达到峰值,吸收半衰期为 2.5h,主要在肝脏代谢,大部分药物以葡糖醛酸结合物的形式经肾脏排泄,消除半衰期为 32.5h。

2. 药物相互作用

孕激素可增加血栓栓塞风险,避免用于有血栓栓塞性疾病的患者,与口服抗凝药物华法林合用,可能增加华法林的血药浓度,须加强监测。

(编写:云南省肿瘤医院)

(审核:上海交通大学医学院附属瑞金医院,江苏省人民医院)

甲羟孕酮　Medroxyprogesterone

1. 概述

激素类抗肿瘤药物,包含普通片剂、分散片、胶囊剂、软胶囊、注射剂等多种剂型,其中注射剂型主要用于避孕。甲羟孕酮血浆蛋白结合率为 90%~95%,口服后迅速吸收,达峰时间为 2~4h。甲羟孕酮主要通过 CYP3A4 的羟化作用进行代谢,经胆道分泌,由粪便排泄。口服后约 44% 的药物由尿液排泄。终末半衰期为 30~60h。

2. 药物相互作用

与 CYP3A4 强抑制剂(见附录 1)及夫西地酸合用会导致本品血浆浓度增加而增强不良反应,应避免合用。

与 CYP3A4 诱导剂（见附录 2）合用会导致甲羟孕酮血浆浓度降低，可能减弱本品的疗效，应避免与上述药物及莫博赛替尼合用。与艾伏尼布、伊沙佐米、米非司酮等合用需考虑调整治疗方案。

甲羟孕酮可增强氨甲环酸、卡非佐米、门冬酰胺酶的促血栓作用，应避免与氨甲环酸合用，与卡非佐米或门冬酰胺酶联用时，建议调整剂量或者治疗方案。

与克拉屈滨、灰黄霉素、托吡酯等合用可降低甲羟孕酮浓度，建议调整治疗方案。

舒更葡糖钠可与孕激素结合，减少游离和 / 或总孕激素暴露，建议调整治疗方案。

甲羟孕酮可能会降低艾塞那肽、利司那肽的降糖作用，建议加强监测，必要时调整治疗方案。

（编写：云南省肿瘤医院）

（审核：上海交通大学医学院附属瑞金医院，江苏省人民医院）

促性腺激素类药物

戈舍瑞林　Goserelin

1. 概述

本品是天然促性腺激素释放激素的一种合成类似物，为注射剂型。其血浆蛋白结合率为 27.3%，C- 末端氨基酸的水解作用是戈舍瑞林的主要代谢机制。消除则由肝脏和尿液排泄完成，超过 90% 的药物可通过尿液清除，大约有 20% 剂量的戈舍瑞林以原型药通过尿液回收。清除率为 [男性：(110.5 ± 47.5) ml/min，女性：(163.9 ± 71.0) ml/min]。肾功能正常情况下血清消除半衰期为 2~4h。肾功能不全的患者，半衰期会增加；肝功能不全的患者，药代动力学无明显变化。

2. 药物相互作用

由于雄激素剥夺治疗药物可能延长 Q-T 间期，当戈舍瑞林与已知可延长 Q-T 间期药物（如依非韦伦）或可能会诱导尖端扭转型室性心动过速的药物合用时，应谨慎评估获益风险比，包括出现尖端扭转型室性心动过速的可能性，此类药物包括但不限于：I_a 类（如奎尼丁、丙吡胺）

或Ⅲ类抗心律失常药物(如胺碘酮、索他洛尔、伊布利特)、美沙酮、莫西沙星、抗精神病药等。

（编写：辽宁省肿瘤医院）

（审核：中国医学科学院肿瘤医院,北京医院）

亮丙瑞林　Leuprorelin

1. 概述

亮丙瑞林是一种促性腺激素释放激素(gonadotropin-releasing hormone,GnRH)激动剂,为注射剂型。本品给药后 4~5h 浓度达峰。亮丙瑞林的平均稳态分布体积为 27L。亮丙瑞林与人血浆蛋白的体外结合范围为 43%~49%。清除率为 7.6~8.3L/h(全身均值)。半衰期为 3h。动物研究表明,亮丙瑞林可被代谢降解为一些无活性的多肽片段,这些多肽片段将被进一步降解,五肽是亮丙瑞林主要的代谢产物。人体内至少 5% 的药物以原型和五肽的形式从尿中排泄。

2. 药物相互作用

由于雄激素阻断治疗药物可使 Q-T 间期延长,当亮丙瑞林与已知可延长 Q-T 间期的药物或能够诱导尖端扭转型室性心动过速的药物伴随使用时,应进行谨慎评估,此类药物包括但不限于：I_a 类(如奎尼丁、丙吡胺)或Ⅲ类抗心律失常药物(如胺碘酮、索他洛尔、伊布利特)、美沙酮、莫西沙星、抗精神病药物。

用于子宫内膜异位症、子宫肌瘤治疗时,本品可能与性激素类化合物、雌二醇衍生物、雌激素三醇衍生物、由雌激素变化的化合物、雌激素和黄体酮的组合化合物、性激素混合物等药物存在相互作用,配伍使用时可降低本品的疗效,应谨慎使用。

（编写：辽宁省肿瘤医院）

（审核：中国医学科学院肿瘤医院,北京医院）

曲普瑞林　Triptorelin

1. 概述

一种合成的十肽,是天然 GnRH(促性腺激素释放激素)的类似物。为注射剂型。

醋酸曲普瑞林皮下注射 0.1mg,吸收迅速,达峰时间(0.63 ± 0.26)h,生物半衰期(7.6 ± 1.6)h,经 3~4h 分布后排出体外,血浆总清除率为(161 ± 28)ml/min,分布容积为(1 562 ± 158)ml/kg。

双羟萘酸曲普瑞林单次给药后显示峰浓度出现在给药后(0.11 ± 0.66)d,最大浓度为(35.70 ± 18.26)ng/ml,曲普瑞林平均血药浓度的再次升高是在给药后第 17 至 31 日,此后血药浓度保持稳定直到第 91 日。

2. 药物相互作用

与影响垂体分泌促性腺激素的药物同时使用时应注意,建议监测患者的激素水平。

由于雄激素剥夺治疗可能延长 Q-T 间期,同时使用能延长 Q-T 间期的药物或可能诱发扭转性室性心动过速的药物时,应仔细评估,此类药物包括但不限于：I_a 类(如奎尼丁、丙吡胺)或 Ⅲ 类(如胺碘酮、索他洛尔、伊布利特)抗心律失常药、美沙酮、莫西沙星、抗精神病药等。

(编写：辽宁省肿瘤医院)

(审核：中国医学科学院肿瘤医院,北京医院)

戈那瑞林　Gonadorelin

1. 概述

本品是按照下丘脑释放的天然促黄体素释放激素(luteinizing hormone releasing hormone,LHRH)的化学结构进行人工合成的十肽激素类药物,为注射剂型。

静脉注射后半衰期初始相为 2~10min,终末相为 10~40min,作用时间 3~5h,在血浆中很快代谢为无活性的片段,经尿液排出。

2. 药物相互作用

同时使用影响垂体分泌的促性腺激素的药物,可能改变本品的效应。

(编写：辽宁省肿瘤医院)

(审核：中国医学科学院肿瘤医院,北京医院)

地加瑞克 Degarelix

1. 概述

地加瑞克是一种选择性促性腺激素释放激素 GnRH 拮抗剂,为注射剂型。

本品体外血浆蛋白结合率约为 90%,静脉或皮下给药后,地加瑞克分布遍及全身体液。地加瑞克通常在皮下给药后的 2d 内达到峰浓度。前列腺癌患者皮下注射本品 240mg(药物浓度为 40mg/ml)后,地加瑞克以双相的形式消除,终末半衰期的中位值约为 53d。在人体中,地加瑞克约 20%~30% 的给药剂量经肾脏排泄,提示约 70%~80% 的剂量是由肝胆系统排泄的。前列腺癌患者皮下注射地加瑞克后,清除率约为 9L/h。

地加瑞克在通过肝胆系统时水解为肽段,主要以肽段的形式经粪便排泄。皮下给药后,血浆样品中未发现主要代谢产物。

2. 药物相互作用

体外研究表明,地加瑞克不是 CYP450 或 P 糖蛋白转运系统的底物、诱导剂或抑制剂。

由于雄激素阻断治疗可能延长 QTc 间期,地加瑞克用药时同时使用已知可延长 QTc 间期的药物或可能诱发尖端扭转型室性心动过速,需谨慎评估,此类药物包括但不限于:I_a 类抗心律失常药物(如奎尼丁、丙吡胺)或 III 类抗心律失常药物(如胺碘酮、索他洛尔、伊布利特)、美沙酮、莫西沙星以及抗精神病药等。

(编写:辽宁省肿瘤医院)

(审核:中国医学科学院肿瘤医院,北京医院)

参考文献(药品说明书除外)

第三章 小分子靶向药物

EGFR 抑制剂

吉非替尼 Gefitinib

1. 概述

酪氨酸激酶抑制剂类抗肿瘤药物,为口服片剂。吉非替尼血浆蛋白结合率约为 90%,与血清蛋白及 α-1 酸性糖蛋白结合,稳态平均分布体积约为 1 400L。血浆清除率约为 500ml/min,主要经粪便排泄,少于 4% 的药物经肾脏以原型药物或代谢物形式清除。经口服给药时,吸收较慢,3~7h 达血浆药物浓度峰值,平均半衰期 41h,生物利用度约为 59%,进食对药物吸收无影响。每天给药一次,7~10 次连续给药后,达到稳态血药浓度,出现 2~8 倍体内蓄积,稳态后继续给药血药浓度峰值与谷值差异在 2~3 倍之间。

2. 药物相互作用

体外研究表明,吉非替尼的氧化代谢酶主要是 CYP3A4,并轻度抑制 CYP2D6 的活性,无酶的诱导作用。

吉非替尼与其他引起间质性肺病的药物,应避免联合使用如:博来霉素、厄洛替尼、维布妥昔单抗、环磷酰胺等。

与升高胃 pH 值的药物(胃酸分泌抑制剂如雷尼替丁,西咪替丁,奥美拉唑等)合用,可使吉非替尼平均 AUC 降低,降低疗效;与 CYP3A4 抑制剂(见附录 1)合用,使吉非替尼平均 AUC 升高;与 CYP3A4 诱导剂(见附录 2)合用可增加吉非替尼药物代谢,降低其药物浓度;与经 CYP2D6 代谢的药物(如美托洛尔,帕罗西汀等)合用时,可能改变药物浓度;与华法林合用时,可能升高 INR 增加出血风险;与长春瑞滨合用时,加剧长春瑞滨引起的中性粒细胞减少作用。与以上药物合用时,应加强监测,必要时调整剂量或治疗药物。

有文献报道,吉非替尼可将阿昔洛韦的药物吸收提升 3 倍,在临床合用时,应注意剂量调整。

（编写：哈尔滨医科大学附属肿瘤医院）

（审核：山东省肿瘤医院）

厄洛替尼 Erlotinib

1. 概述

小分子表皮生长因子酪氨酸激酶抑制剂,为口服剂型。血浆蛋白结合率约为93%,经口服给药后主要与血清肌酐和α-1酸性糖蛋白结合,生物利用度约为60%,食物可显著影响药物的生物利用度,最高可达100%,表观分布容积为232L,口服给药后约4h达到血药浓度峰值,半衰期约为36.2h,每天给药一次,7~8d达稳态血药浓度。主要经肝脏代谢,粪便排泄,尿液中排泄约占8%。

2. 药物相互作用

体外研究表明,厄洛替尼主要通过CYP3A4代谢,少量通过CYP1A2和肝外同工酶CYP1A1代谢。厄洛替尼是CYP1A1的强效抑制剂、CYP3A4和CYP2C8的中度抑制剂、UGT1A1诱导的葡萄苷酸化的强抑制剂。

因此,厄洛替尼与CYP3A4强抑制剂(表2-3-1)合用时,可使药物浓度升高,与以下药物合用应考虑减量,否则可出现严重的不良反应。包括阿扎那韦、克拉霉素、茚地那韦、伊曲康唑、奈非那韦、利托那韦、沙奎那韦、泰利霉素、伏立康唑等。

表2-3-1 谨慎与厄洛替尼合用的CYP3A4或CYP1A2抑制剂类药物

药理分类	药物名称
抗生素	环丙沙星、克拉霉素、泰利霉素
抗真菌药	伏立康唑、伊曲康唑
抗病毒药	阿扎那韦、利托那韦、奈非那韦、沙奎那韦、茚地那韦

与CYP3A4和CYP1A2抑制剂(如环丙沙星)合用时,厄洛替尼及其代谢产物的AUC和血药浓度峰值均显著升高;

与 CYP3A4 诱导剂合用时,可使厄洛替尼平均 AUC 降低,应避免与表 2-3-2 中药物合用。

表 2-3-2　避免与厄洛替尼合用的 CYP3A4 诱导剂类药物

药理分类	药物名称
抗结核药	利福平、利福布汀、利福喷丁
抗癫痫药	苯巴比妥、苯妥英、卡马西平

对于 UGT1A1 表达水平较低或患有遗传葡萄苷酸化疾病(如 Gilbert 疾病)的患者,其血清胆红素浓度可能升高,必须谨慎使用。

此外,厄洛替尼与质子泵抑制剂(如奥美拉唑、泮托拉唑等)或 H_2 受体拮抗剂(如雷尼替丁)合用时溶解度降低,AUC 和血药浓度峰值降低;与 P-gp 抑制剂(如环孢素,维拉帕米等)合用可能改变厄洛替尼的分布与清除;与卡铂合用时会增加铂类药物的血药浓度;与卡培他滨合用时,会增加厄洛替尼血药浓度;与他汀类药物合用时可增加他汀类药物引起的肌病的发生率。与香豆素类抗凝药(如华法林)合用时,使 INR 和出血风险升高。与博来霉素合用可能引起间质性肺炎。因此与以上药物(表 2-3-3)合用时,应加强监测。

表 2-3-3　其他与厄洛替尼合用时需加强监测的药物

药理分类	药物名称
钙通道阻滞药	维拉帕米
调节血脂药及抗动脉粥样硬化药	他汀类
治疗消化性溃疡和胃食管反流病药物	奥美拉唑、泮托拉唑、雷尼替丁
抗凝血药	华法林
免疫抑制药	环孢菌素
抗肿瘤药	卡铂、卡培他滨、博来霉素

另已证实吸烟可减少厄洛替尼暴露 50%~60%,应提醒患者戒烟。

有文献报道厄洛替尼与西妥昔单抗联用,两类药物合用能协同抑制结肠癌细胞系。

（编写：哈尔滨医科大学附属肿瘤医院）

（审核：山东省肿瘤医院）

埃克替尼 Icotinib

1. 概述

小分子表皮生长因子酪氨酸激酶抑制剂，为口服剂型。埃克替尼血浆蛋白结合率平均为 98.5%，主要在肝中代谢。口服后吸收迅速，分布广泛，半衰期约为 6h，口服 7~11d 达稳态，没有明显的蓄积。高热卡食物可显著增加其吸收，最大血药浓度（C_{max}）增加 59%，药时曲线下面积（AUC）增加 79%。空腹和餐后服用埃克替尼的平均分布容积分别为 355L 和 113L，提示其在组织内分布广泛。空腹和餐后服用埃克替尼总的血浆清除率分别为 46L/h 和 22L/h，主要通过粪便与尿液排泄（79.5%），其中粪便排泄占 74.7%。排出形式以代谢产物为主（81.4%），原型药物占 18.6%。

2. 药物相互作用

目前埃克替尼尚未进行正式的药物相互作用研究。体外试验表明其主要通过 CYP2C19 和 CYP3A4 代谢，且对 CYP2C9 和 CYP3A4 有明显的抑制作用，未发现对大鼠肝 P450 酶明显诱导作用。故与 CYP2C19 诱导剂（如氨鲁米特）、CYP3A4 诱导剂（如萘夫西林、奈韦拉平、苯巴比妥和利福霉素类）、CYP2C9 底物（如华法林）和 CYP3A4 底物（如苯二氮䓬类、钙通道阻滞剂、那格列奈、麦角碱衍生物等）等合用时应加强监测，必要时调整剂量或更换药物。

（编写：哈尔滨医科大学附属肿瘤医院）

（审核：山东省肿瘤医院）

阿法替尼 Afatinib

1. 概述

小分子表皮生长因子酪氨酸激酶抑制剂，为口服剂型。阿法替尼血浆蛋白结合率可达 95%，相对生物利用度可达 92%。阿法替尼主要在肝中代谢，阿法替尼主要通过胆汁/粪便排泄消除，单次给药通过肾脏的排泄量不足 5%。口服给药后 2~5h 观察到阿法替尼的最大血药浓度(C_{max})。高脂餐时给药与空腹状态给药相比,阿法替尼的全身暴露量减少 50%(C_{max})。给予 15mg 阿法替尼口服溶液后,在粪便中可回收85.4% 的剂量,尿液中可回收 4.3%。母体化合物阿法替尼占回收剂量的 88%。表观终末半衰期是 37h。阿法替尼在多次给药后 8d 内达到稳态血浆浓度,造成药物蓄积 2.77 倍(AUC)和 2.11 倍(C_{max})。

体外试验表明,阿法替尼不通过 CYP 酶系代谢,与 CYP 抑制剂或诱导剂联用时,对阿法替尼的暴露量无明显影响。体外数据显示OATB1B1、OATP1B3、OATP2B1、OAT1、OAT3、OCT1、OCT2 和 OCT3 的转运抑制不大可能引起阿法替尼药物间相互作用。

2. 药物相互作用

根据体外试验数据,阿法替尼是 P 糖蛋白(P-gp)的底物,故与P-gp 抑制剂或诱导剂同时用药可能会改变阿法替尼的暴露量。药物相互作用试验结果证实,P-gp 抑制剂(如利托那韦)与阿法替尼同时给药或在其后给药可安全合用;如在阿法替尼之前给药,P-gp 强抑制剂可能会增加阿法替尼的暴露量,应谨慎合用,必要时调整剂量或停药,具体药品见表 2-3-4。此外,与 P-gp 强诱导剂合用可能会减少阿法替尼的暴露量,影响治疗效果,应加强监测,具体药品见表 2-3-4。有研究表明,阿法替尼与高脂餐同服会导致阿法替尼暴露量显著降低,因此应避免与食物同服。

表 2-3-4 谨慎与阿法替尼合用的 P-gp 抑制剂或诱导剂类药物

药理分类	药物名称
抗生素	红霉素
抗结核药	利福平
抗真菌药	酮康唑、伊曲康唑
抗病毒药	利托那韦、奈非那韦、沙奎那韦
抗癫痫药	苯妥英、苯巴比妥、卡马西平
钙通道阻滞剂	维拉帕米
抗心律失常药	胺碘酮、奎尼丁
免疫抑制药	环孢素 A、他克莫司

　　体外光毒性检测提示阿法替尼具有光毒性,治疗期间暴露太多会导致严重的晒伤,从而导致皮疹或恶化的痤疮。以此建议在阿法替尼治疗期间尽量减少暴露在阳光下的时间。

(编写:哈尔滨医科大学附属肿瘤医院)
(审核:山东省肿瘤医院)

达可替尼　Dacomitinib

1. 概述

　　达可替尼是第二代酪氨酸激酶抑制剂,为口服剂型。口服给药,平均绝对生物利用度为 80%。与人血浆蛋白的体外结合率约为 98%,平均血浆半衰期为 70h。主要经肝脏代谢,经粪便排泄(20%),经尿液排泄(<1%)。轻中度肾功能损害、轻中度肝功能损害对达可替尼的药代动力学没有临床意义的影响。

　　体外研究表明,达可替尼主要经 CYP2D6 代谢,其次为 CYP3A4 代谢。达可替尼 45mg 单次给药与雷贝拉唑多次给药同时使用时,达可替尼的 C_{max} 降低 51%,血药浓度 - 时间曲线下面积($AUC_{0\sim96h}$)降低 39%。达可替尼 45mg 单次给药与右美沙芬同时使用时,C_{max} 和 AUC 从给药时间开始到最后一个点(AUC_{last})分别升高 9.7 倍和 9.6 倍。

2. 药物相互作用

　　同时使用质子泵抑制剂(proton pump inhibitor,PPI)类药物(如雷贝拉唑、奥美拉唑、艾司奥美拉唑、兰索拉唑、泮托拉唑)会影响达可替尼的吸收,可能降低达可替尼的疗效。应避免以上药物同时使用。可使用局部作用的抗酸剂或 H_2 受体拮抗剂代替 PPI 类药物,在服用 H_2 受体拮抗剂至少 6h 前或至少 10h 后服用达可替尼。

　　与主要经 CYP2D6 代谢的药物(如多柔比星、硫利达嗪)合用,可增加合用药物浓度,建议避免合用。

　　与经 CYP2D6 代谢的药物(如阿立哌唑、利培酮、托莫西汀、甲氧氯普胺、他莫昔芬)合用,会抑制合用药物的代谢,建议加强监测,必要时考虑调整治疗方案或减少剂量。

(编写:哈尔滨医科大学附属肿瘤医院)
(审核:山东省肿瘤医院)

奥希替尼　Osimertinib

1. 概述

奥希替尼是表皮生长因子受体酪氨酸激酶抑制剂,为口服剂型。口服给药 20~240mg 剂量范围内,AUC 和 C_{max} 与剂量成正比;C_{max} 中位时间为 6h(3~24h),部分患者在给药后的首个 24h 内会出现数个峰值;平均血浆清除半衰期为 44h。经肝脏代谢,主要随粪便消除(68%),少量随尿液排出(14%)。原型药物约占消除量的 2%。

体外研究证实,奥希替尼主要经 CYP3A4 代谢。与伊曲康唑(200mg,每日两次)合并给药,奥希替尼 AUC 增加 24%,C_{max} 下降 20%,因此 CYP3A4 抑制剂不太可能对奥希替尼的暴露量产生影响。与利福平(600mg,每日 1 次,共 21 日)合并服用,会使奥希替尼 AUC 下降 78%,C_{max} 下降 73%;其代谢产物 AZ5104 的暴露量和 AUC 下降 82% 和 78%。

2. 药物相互作用

奥希替尼与 CYP3A4 强诱导剂(见附录 2)应避免同时使用。

与治疗用卡介苗合用,可能降低卡介苗的疗效,建议避免合用。与克拉屈滨、安乃近合用,将增加骨髓抑制的风险,建议避免合用。

奥希替尼与培唑帕尼应避免合用。

与 CYP3A4 中度诱导剂(如波生坦、莫达非尼)合用会降低奥希替尼暴露量,应慎用,如有可能应避免使用。当奥希替尼必须与 CYP3A4 的强诱导剂合用时,需要增加奥希替尼的剂量至每日 160mg。停止服用 CYP3A4 强诱导剂后三周,奥希替尼的剂量可恢复至每日 80mg。

与 I_a 类抗心律失常药物(如奎尼丁、普鲁卡因、丙吡胺)、Ⅲ类抗心律失常药物(胺碘酮、伊布利特、索他洛尔)及其他类(西沙必利、三氧化二砷、仑伐替尼、塞普替尼、特非那定、齐拉西酮)合用,可加重 QTc 间期延长的作用,应加强监测、调整剂量或更换治疗药物。

（编写：哈尔滨医科大学附属肿瘤医院）

（审核：山东省肿瘤医院）

阿美替尼 Almonertinib

1. 概述

阿美替尼是表皮生长因子受体的激酶抑制剂,为口服剂型。口服给予110mg阿美替尼后,t_{max}中位时间为4h,C_{max}平均值为318.5ng/ml。活性代谢产物N-去甲基代谢产物HAS-719的达峰时间比原型药物有所延迟,t_{max}中位数为17.55h,达峰浓度降低,C_{max}平均值为36.52ng/ml。阿美替尼和HAS-719平均血浆清除半衰期分别为30.62h和55.36h,体外与人血浆蛋白结合率均≥99.5%。单次给药后,21d内阿美替尼从粪便收集总剂量的84.75%,尿液中收集的剂量占总剂量的5.44%。群体药代动力学分析结果显示,轻中度肾功能损害和轻度肝功能损害对阿美替尼及HAS-719的暴露量和药代动力学参数影响较小。

阿美替尼由肝脏代谢清除,主要经CYP3A4代谢。

2. 药物相互作用

临床研究显示,阿美替尼与CYP3A4强抑制剂(如克拉霉素等大环内酯类抗菌药物、伊曲康唑等三唑类抗真菌药物和洛匹那韦等抗人类免疫缺陷病毒的蛋白酶抑制剂)合用,会导致阿美替尼暴露量显著增加(AUC增加3.1~4.0倍),治疗期间应慎用。

临床研究显示,阿美替尼与CYP3A4强诱导剂(见附录2)及圣约翰草合用会导致暴露量显著降低,AUC降低约90%,治疗期间应慎用。

临床前研究中,阿美替尼对乳腺癌耐药蛋白多药转运通道(BCRP)有一定抑制作用,对P-gp抑制作用较强,阿美替尼治疗期间应慎用经BCRP和P-gp作用且治疗窗窄的药物。如有合用,应对其安全性进行密切观察。

(编写:哈尔滨医科大学附属肿瘤医院)

(审核:山东省肿瘤医院)

HER2 抑制剂

吡咯替尼　Pyrotinib

1. 概述

小分子表皮生长因子酪氨酸激酶抑制剂,为口服剂型。吡咯替尼稳态中位血药浓度达峰时间为 4.0~5.0h,高脂餐后口服吡咯替尼可导致 AUC 和 C_{max} 明显升高;体外人血浆蛋白结合率为 86.9%~99.7%,每日 400mg 吡咯替尼的稳态平均表观分布容积为 4 200L。吡咯替尼主要经肝脏 CYP3A4 酶代谢,以原型药物和代谢产物形式通过粪便排泄,每日 400mg 吡咯替尼的稳态平均消除半衰期为 18.2h,平均清除率(CL_{ss}/F)为 141L/h。

2. 药物相互作用

吡咯替尼主要经肝脏 CYP3A4 酶代谢,故与 CYP3A4 强诱导剂合用可能降低吡咯替尼的系统暴露,潜在影响抗肿瘤治疗效果,包括但不限于地塞米松、苯妥英钠、卡马西平、利福平、利福布汀、利福喷丁。与 CYP3A4 强抑制剂合用可能增加吡咯替尼的系统暴露,增加患者安全性风险,包括但不限于酮康唑、伊曲康唑、红霉素、克拉霉素、茚地那韦、利托那韦、伏立康唑。同时,吡咯替尼是 P 糖蛋白(P-gp)转运底物,抑制 P-gp 的药物可能会增加吡咯替尼的血药浓度。另有乳腺癌患者体内研究表明,合并使用蒙脱石散可能导致吡咯替尼的生物利用度明显降低。因此吡咯替尼与上述药物(表 2-3-5)合用时,需加强监测,必要时调整剂量或更换药物。肝功能不全患者尤其需要警惕吡咯替尼与 CYP3A4 抑制剂的药物相互作用风险,加强监测。

表 2-3-5　谨慎与吡咯替尼合用的药物

药理分类	药物名称
抗生素	红霉素、克拉霉素
抗结核药	利福平、利福布汀、利福喷丁
抗真菌药	伏立康唑、酮康唑、伊曲康唑

续表

药理分类	药物名称
抗病毒药	利托那韦、茚地那韦
抗癫痫药	苯妥英钠、卡马西平
止泻药	蒙脱石散
肾上腺皮质激素和促肾上腺皮质激素	地塞米松

(编写：北京医院)

(审核：哈尔滨医科大学附属肿瘤医院，复旦大学附属肿瘤医院)

拉帕替尼 Lapatinib

1. 概述

小分子表皮生长因子酪氨酸激酶抑制剂，为口服剂型。拉帕替尼口服吸收不完全，且变异较高，与食物同时服用后全身暴露量增加。拉帕替尼与白蛋白和 α-1 酸性糖蛋白高度结合(超过 99%)。主要经过肝脏 CYP3A4/5 代谢，少部分经由 CYP2C19 和 CYP2C8 代谢，代谢后由粪便排泄，仅有不到 2% 由尿液排出，重复给药后半衰期为 24h。

2. 药物相互作用

拉帕替尼主要经过肝脏 CYP3A4/5 代谢，故与已知 CYP3A4 抑制剂或诱导剂(表 2-3-6)同时给药时应谨慎，并且应严密监测临床反应和不良事件。如必须合并使用 CYP3A4 强抑制剂或 CYP3A4 强诱导剂，可能需要考虑调整拉帕替尼的给药剂量，同时停用合并使用的 CYP3A4 强抑制剂或 CYP3A4 强诱导剂时，需等待一定时间后再调整回指定剂量。

拉帕替尼应当避免与 CYP3A4 或 CYP2C8 底物的窄治疗窗药物(如咪达唑仑口服剂型、瑞格列奈)合并使用，如果同时给药时应加强监测，必要时调整治疗方案；合用咪达唑仑静脉制剂时，咪达唑仑 AUC 改变无临床意义。拉帕替尼与紫杉醇、伊立替康合用时，可导致后者暴露量增加；拉帕替尼与多西他赛合用时，虽然后者的系统暴露量未增加，但中性粒细胞减少的发生率升高，因此应加强监测，必要时调整治疗方案。

拉帕替尼是乳腺癌耐药蛋白(BCRP)和P-gp的底物,能抑制P-gp、BCRP和肝脏摄取转运蛋白(OATP1B1),不会明显抑制肾转运蛋白(OAT和OCT)。由于拉帕替尼可能增加培唑帕尼和西罗莫司药物浓度,应避免合用。与以下药物合用时应谨慎,加强监测,必要时调整剂量或更换药物,包括阿法替尼、克拉屈滨、秋水仙碱、地高辛、维奈克拉。

此外,与质子泵抑制剂(如奥美拉唑)合用可能降低拉帕替尼的系统暴露,故前期使用过质子泵抑制剂治疗的患者使用拉帕替尼时应谨慎。

表 2-3-6 谨慎与拉帕替尼合用的 CYP3A4 抑制剂或诱导剂类药物

药理分类	药物名称
抗生素	环丙沙星、克拉霉素、泰利霉素
抗结核药	利福平、利福布汀
抗真菌药	泊沙康唑、伏立康唑、伊曲康唑
抗病毒药	利托那韦、沙奎那韦
抗癫痫药	苯妥英钠、卡马西平
抗精神病药	匹莫齐特
钙通道阻滞药	维拉帕米
促胃肠动力药及止吐药和催吐药	西沙必利
免疫抑制药	环孢素

(编写:北京医院)

(审核:哈尔滨医科大学附属肿瘤医院,复旦大学附属肿瘤医院)

奈拉替尼　Neratinib

1. 概述

表皮生长因子受体酪氨酸激酶抑制剂,可与 EGFR、HER2 和 HER4 表皮生长因子受体不可逆结合,为口服剂型。奈拉替尼及其主要活性代谢产物在口服给药后 2h 至 8h 范围内达到峰浓度,食物可增加奈拉替尼的 C_{max} 和 AUC。奈拉替尼稳态时平均表观分布容积(V_{ss}/F)为 6 433L。奈拉替尼的血浆蛋白结合率大于 99% 并且与浓度无关。主要在肝脏由 CYP3A4 代谢,小部分由含黄素单加氧酶(FMO)代谢,代谢后主要经粪便排泄(97.1%),稳态(第 21 日)平均 CL/F 约为 281L/h。

2. 相互作用

合并使用质子泵抑制剂(如兰索拉唑)可明显降低奈拉替尼的 C_{max} 和 AUC,应避免同时使用。

由于奈拉替尼与 CYP3A4 强抑制剂(如酮康唑)合用时,奈拉替尼的 C_{max} 和 AUC 会明显升高,可能导致奈拉替尼毒性风险增加,因此应避免联用。与同时为 CYP3A4 中等抑制剂且 P-gp 抑制剂的药物(如维拉帕米)合并使用时,应避免。由于奈拉替尼与 CYP3A4 强效诱导剂(如利福平)或中效诱导剂(如依非韦伦)合用时,奈拉替尼的 C_{max} 和 AUC 会明显降低,可能导致奈拉替尼疗效减低,应避免合用。

奈拉替尼可抑制 P-gp 底物的转运,可能增加培唑帕尼和西罗莫司药物浓度,从而增加不良反应发生风险,应避免合用。

与阿法替尼、秋水仙碱、地高辛、维奈克拉药物合用时,应加强监测、调整剂量或更换治疗药物。

H_2 受体拮抗剂或抗酸药可能降低奈拉替尼血药浓度,在下一剂 H_2 受体拮抗剂给药前至少 2h 或在 H_2 受体拮抗剂给药后 10h 服用奈拉替尼,在抗酸药给药后间隔 3h 方可给予奈拉替尼。

(编写:北京医院)
(审核:哈尔滨医科大学附属肿瘤医院,复旦大学附属肿瘤医院)

ALK 抑制剂

克唑替尼 Crizotinib

1. 概述

克唑替尼是小分子口服靶向药物,对 ALK、ROS1、c-MET 等有抑制作用,用于间变性淋巴瘤激酶(anaplastic lymphoma kinase,ALK)阳性的局部晚期或转移性或 ROS1 阳性的晚期非小细胞肺癌（non-small cell lung cancer，NSCLC）的治疗，此外美国国立综合癌症网络（National Comprehensive Cancer Network，NCCN）指南还推荐本品用于含 MET 14 外显子跳跃突变阳性的晚期或转移性 NSCLC 患者的治疗。达峰时间 4~6h，平均绝对生物利用度为 43%，体外蛋白结合率 91%。主要经肝代谢，主要代谢酶是 CYP3A，此外也是 P-gp 的底物，体外研究表明克唑替尼可抑制 CYP2B6、P-gp、有机阳离子转运蛋白 1（OCT1）、有机阳离子转运蛋白 2（OCT2）。原型药主要经粪便排泄（53%），少量经肾排泄（2.3%），消除半衰期 42h。

2. 药物相互作用

（1）避免与克唑替尼合用的药物

1）CYP3A4 强抑制剂（见附录 1）会导致克唑替尼血浆浓度升高，可能会增加其不良反应发生风险，应避免合用。如无法避免，应减少克唑替尼剂量至 250mg，每天一次，停止合用后，恢复至合用前剂量。

2）CYP3A4 强诱导剂（见附录 2）会导致克唑替尼血浆浓度降低而可能减弱其疗效，应避免合用。

3）克唑替尼可升高 CYP3A 底物的血浆浓度，增加其不良反应的发生风险。避免与克唑替尼合用的 CYP3A 底物有：阿芬太尼、芬太尼、环孢素、双氢麦角胺、麦角胺、匹莫齐特、奎尼丁、西罗莫司、他克莫司。

4）克唑替尼可延长 Q-T 间期，避免与多潘立酮、恩曲替尼、泊沙康唑合用。

5）克唑替尼可能引起心动过缓，应避免与以下可引起心动过缓的药物合用：索他洛尔、地尔硫䓬、地高辛、普萘洛尔、可乐定、美托洛尔、噻吗洛尔、阿替洛尔、拉贝洛尔、氧烯洛尔、倍他洛尔、艾司洛尔、塞利洛尔、比索洛尔、卡维地洛。如果确需合用，应定期监测血压和心率，合用期间如出现症状性 2 级或 3 级心动过缓，应减少克唑替尼的剂量，并重新评估伴用药物的使用。如果出现 4 级心动过缓，应中断克唑替尼并停用引起心动过缓药物。

（2）与克唑替尼合用时应加强监测的药物

1）部分 CYP3A 底物。克唑替尼可升高 CYP3A 底物的血浆浓度，增加其不良反应的发生风险。与表 2-3-7 中药物合用时应加强监测。

表 2-3-7　与克唑替尼合用需加强监测的 CYP3A 底物类药物

药理分类	药物名称
抗痛风药	秋水仙碱
抗震颤麻痹药	溴隐亭
抗精神病药	鲁拉西酮
抗焦虑药	阿普唑仑、咪达唑仑、三唑仑
抗心力衰竭药	伊伐布雷定
周围血管扩张药	阿伐那非、托伐普坦
止吐药	阿瑞匹坦、福沙匹坦
抗血小板药	西洛他唑
生殖系统药物	达泊西汀
免疫抑制剂	西罗莫司
抗肿瘤药	奥布替尼、奥拉帕利、布格替尼、多柔比星、佩米替尼、维奈克拉、伊布替尼、泽布替尼

2)克唑替尼可延长 Q-T 间期,与表 2-3-8 中延长 Q-T 间期的药物合用需加强监测。

表 2-3-8　与克唑替尼合用需加强监测的延长 Q-T 间期的药物

药理分类	药物名称
抗生素	伏立康唑、克拉霉素
抗结核药	贝达喹啉
抗疟药	奎宁
镇痛药	美沙酮
抗精神病药	氯丙嗪、齐拉西酮
抗脑血管病药	罂粟碱
抗肾上腺素药	索他洛尔
抗心律失常药	胺碘酮、决奈达隆、伊布利特

续表

药理分类	药物名称
促胃肠动力药	西沙必利
抗变态反应药	特非那定
抗肿瘤药	仑伐替尼、莫博赛替尼、三氧化二砷、塞瑞替尼、塞普替尼

3）克唑替尼可能引起心动过缓，与表 2-3-9 中可引起心动过缓的药物合用时应加强监测。

表 2-3-9　与克唑替尼合用需加强监测的可引起心动过缓的药物

药理分类	药物名称
抗麻风病药	沙利度胺
镇痛药	阿芬太尼、芬太尼、瑞芬太尼、舒芬太尼
镇静催眠药	右美托咪定
抗老年痴呆药	多奈哌齐、加兰他敏、卡巴拉汀
麻醉药	丙泊酚、布比卡因
戒毒药	洛非西定
拟胆碱药	新斯的明、溴吡斯的明
抗心力衰竭药	伊伐布雷定
抗心律失常药	胺碘酮、决奈达隆、普罗帕酮、维拉帕米
降血压药	莫索尼定
消化系统用药	奥曲肽
血液系统用药	特利加压素
免疫抑制剂	西罗莫司
抗肿瘤药	阿来替尼、布格替尼、塞瑞替尼

（编写：中山大学附属第一医院）

（审核：江西省肿瘤医院）

阿来替尼 Alectinib

1. 概述

阿来替尼为小分子口服靶向药物,ALK 和 RET 酪氨酸激酶抑制剂,用于 ALK 阳性的局部晚期或转移性非小细胞肺癌患者的治疗。达峰时间 4~6h,平均绝对生物利用度为 36.9%,人血浆蛋白结合率>99%。主要经肝代谢,主要代谢酶是 CYP3A4,体外研究表明阿来替尼可抑制 P-gp、乳腺癌耐药蛋白(BCRP)。原型药主要经粪便排泄(84%),消除半衰期 32.5h。

2. 药物相互作用

阿来替尼与 CYP3A4 抑制剂、诱导剂、底物合用时无需调整剂量。

阿来替尼是 P-gp 和 BCRP 底物,可升高 P-gp 和 BCRP 底物的血浆浓度(暴露量不会增加超过 2 倍),增加其不良反应的风险。合用地高辛、达比加群、甲氨蝶呤等治疗窗较窄的 P-gp 和 BCRP 底物时应加强监测。

阿来替尼可能引起心动过缓,如与塞瑞替尼、芬戈莫德、西尼莫德合用应加强监测,必要时调整剂量或更换治疗药物。

(编写:中山大学附属第一医院)

(审核:江西省肿瘤医院)

塞瑞替尼 Ceritinib

1. 概述

塞瑞替尼为小分子口服靶向药物,用于 ALK 阳性的局部晚期或转移性非小细胞肺癌(NSCLC)患者的治疗,NCCN 指南还推荐本品用于 ROS1 阳性的局部晚期或转移性 NSCLC 的治疗。达峰时间 4~6h,平均绝对生物利用度尚未确定,体外蛋白结合率 97%。主要经肝代谢,主要代谢酶是 CYP3A,此外也是 P-gp 的底物,体外研究表明塞瑞替尼可抑制 CYP2C9、CYP3A、CYP2A6、CYP2E1。原型药及其代谢产物主要经粪便排泄(91%),少量经肾排泄(1.3%),消除半衰期 31~41h。

2. 药物相互作用

(1)避免与塞瑞替尼合用的药物

1)塞瑞替尼与 CYP3A 和 P-gp 强诱导剂合用会导致本品血浆浓

度降低而可能减弱本品的疗效,应避免合用的药物有卡马西平、苯巴比妥、苯妥英、利福平、利福布汀、圣约翰草、阿帕他胺、恩扎卢胺、扑米酮。

2)塞瑞替尼是 CYP3A4 强抑制剂和 CYP2C9 抑制剂,可升高CYP3A4 和 CYP2C9 底物的血药浓度,应避免与表 2-3-10 中药物合用。

表 2-3-10 避免与塞瑞替尼合用的 CYP3A4 和 CYP2C9 底物

药理分类	药物名称
抗生素	夫西地酸
抗真菌药	艾沙康唑
抗病毒药	阿舒瑞韦
镇痛药	麦角胺
抗精神病药	布南色林、鲁拉西酮
抗焦虑药	阿普唑仑、三唑仑
钙通道阻滞药	乐卡地平、尼莫地平、尼索地平
抗心力衰竭药	伊伐布雷定
周围血管舒张药	阿伐那非、达泊西汀
调血脂药	洛伐他汀、辛伐他汀
抗肺动脉高压药	马西替坦
平喘药	氟替卡松(吸入制剂)
止吐药	阿瑞匹坦、福沙匹坦
抗血小板药	替格瑞洛
血管升压素拮抗剂	托伐普坦
前列腺增生用药	阿夫唑嗪、坦索罗辛
性激素类	雌二醇、炔诺酮
抗变态反应药	卢帕他定
抗肿瘤药	阿伐替尼、奥布替尼、长春新碱(脂质体)、多柔比星、奈拉替尼、普拉替尼、瑞戈非尼、伊布替尼

3)塞瑞替尼可延长 Q-T 间期,禁止与以下延长 Q-T 间期的药物合用,包括但不限于多潘立酮、西沙必利、阿司咪唑、决奈达隆、恩曲替尼、培唑帕尼、泊沙康唑、特非那定。

(2)与塞瑞替尼合用时需加强监测的药物

1)塞瑞替尼经 CYP3A 代谢,且为 CYP3A4 强抑制剂和 CYP2C9 抑制剂,故与 CYP3A 强抑制剂(见附录 1)、部分 CYP3A4 和 CYP2C9 底物(表 2-3-11)合用时需加强监测。

表 2-3-11 与塞瑞替尼合用时需加强监测的 CYP3A4 和 CYP2C9 底物

药理分类	药物名称
抗生素	红霉素(全身用药)
抗病毒药	马拉维若
镇痛药	阿芬太尼、芬太尼、美沙酮、舒芬太尼
抗痛风药	秋水仙碱
抗癫痫药	苯妥英
镇静催眠药	咪达唑仑、右佐匹克隆
抗震颤麻痹药	溴隐亭
抗精神病药	匹莫齐特
抗抑郁药	左旋米那普仑
麻醉药	丙泊酚
钙通道阻滞药	非洛地平、马尼地平、硝苯地平
抗心律失常药	胺碘酮、奎尼丁
周围血管舒张药	他达拉非、西地那非
抗肾上腺素药	索他洛尔
平喘药	氟替卡松(吸入制剂)
促胃肠动力药	西沙必利
抗凝血药	华法林
抗血小板药	西洛他唑

续表

药理分类	药物名称
抗变态反应药	阿司咪唑
免疫抑制剂	环孢素、他克莫司、西罗莫司、依维莫司
抗肿瘤药	阿贝西利、阿昔替尼、奥拉帕尼、布格替尼、多西他赛、拉罗替尼、拉帕替尼、洛拉替尼、帕博西尼、佩米替尼、曲妥珠单抗、伊布替尼、伊立替康

2）塞瑞替尼可延长 Q-T 间期，与表 2-3-12 中延长 Q-T 间期的药物合用时应加强监测。

表 2-3-12　与塞瑞替尼合用时需加强监测的延长 Q-T 间期药物

药理分类	药物名称
抗生素	克拉霉素
化学合成抗菌药	莫西沙星
抗疟疾药	氯喹
镇痛药	美沙酮
抗精神病药	氟哌啶醇、氟哌利多、喹硫平
抗心律失常药	胺碘酮、丙吡胺、多非利特、奎尼丁、普鲁卡因胺、索他洛尔、伊布利特
抗急性髓系白血病药	艾伏尼布
降糖药	沙格列汀
抗组胺药	阿司咪唑
抗肿瘤药	奥希替尼、达沙替尼、吉非替尼、克唑替尼、尼洛替尼、塞普替尼、舒尼替尼

3）塞瑞替尼可能引起心动过缓，与芬戈莫德合用时应加强监测。

4）塞瑞替尼与 P-gp 抑制剂、CYP2A6 和 CYP2E1 底物合用时应注意监测不良反应。

（编写：中山大学附属第一医院）

（审核：江西省肿瘤医院）

恩沙替尼 Ensartinib

1. 概述

恩沙替尼是小分子口服靶向药物,用于 ALK 阳性的局部晚期或转移性非小细胞肺癌患者的治疗。达峰时间 2~8h,体外蛋白结合率>90%。主要经肝代谢,主要代谢酶是 CYP3A4,体外试验表明本品也可能是 P-gp 的底物。原型药和代谢物主要经粪便排泄(91%),少量经肾排泄(10%),消除半衰期 28.8h。

2. 药物相互作用

恩沙替尼与 CYP3A4 强抑制剂合用会导致恩沙替尼血浆浓度升高,可能会增加恩沙替尼不良反应发生风险,慎用 CYP3A4 强抑制剂(见附录 1),如确需合用需加强监测。

恩沙替尼可能为 P-gp 底物,与 P-gp 抑制剂合用可能导致血药浓度升高,应慎用胺碘酮、克拉霉素、伊曲康唑、奎尼丁、利托那韦等药物。

恩沙替尼与 CYP3A4 强诱导剂或者 P-gp 诱导剂合用会导致本品血浆浓度降低而可能减弱本品的疗效,应慎用 CYP3A4 强诱导剂(见附录 1)及圣约翰草等。

如必须合用以上药物,应对其安全性进行密切观察。

(编写:中山大学附属第一医院)

(审核:江西省肿瘤医院)

布格替尼 Brigatinib

1. 概述

布格替尼是小分子口服靶向药物,酪氨酸激酶抑制剂,对 ALK、ROS1、IGF-1R、FLT-3、EGFR 缺失和点突变在体外有抑制作用,用于 ALK 阳性的局部晚期或转移性非小细胞肺癌患者的治疗。达峰时间 1~4h,人血浆蛋白结合率 91%。主要经肝代谢,主要代谢酶是 CYP3A4 和 CYP2C8,N- 去甲基化和半胱氨酸结合是两种主要的代谢途径。原型药及其代谢产物主要经粪便排泄(65%),部分经肾排泄(25%),消除半衰期 25h。

2. 药物相互作用

布格替尼与 CYP3A4 强效或中效抑制剂合用会导致布格替尼血浆浓度升高,可能会增加布格替尼不良反应发生风险,应避免与夫西地酸合用,如需与 CYP3A4 强效或中效抑制剂(见附录 1)合用应加强监测,必要时调整剂量或更换治疗药物。

布格替尼与 CYP3A4 诱导剂合用会导致本品血浆浓度降低而可能减弱本品的疗效,如需与以下药物合用应加强监测,必要时调整剂量或更换治疗药物:安乃近、波生坦、依非韦伦、雌二醇炔诺酮、洛拉替尼、萘夫西林、利福布汀、利福喷丁。

布格替尼可降低激素避孕药的血浆浓度,建议避免同时使用,若不能避免,应在最后一次用药后 3 个月内采取避孕措施,此类药物主要有去氧孕烯、屈螺酮、雌二醇地屈孕酮、乙炔雌二醇、依托孕烯、孕二烯酮、左炔诺孕酮、甲羟孕酮、炔诺孕酮。

布格替尼可能引起心动过缓,应尽量避免与塞瑞替尼、芬戈莫德等可引起心动过缓的药物合用,如果确需合用,应定期监测血压和心率,如出现症状性心动过缓,应调整给药方案。

(编写:中山大学附属第一医院)

(审核:江西省肿瘤医院)

洛拉替尼 Lorlatinib

1. 概述

洛拉替尼是小分子口服靶向药物,用于间变性淋巴瘤激酶(ALK)阳性的局部晚期或转移性非小细胞肺癌患者的治疗。达峰时间 0.5~4h,平均绝对生物利用度为 81%,体外蛋白结合率 66%。主要通过肝 CYP3A4、UGT1A4 代谢,洛拉替尼可诱导 CYP3A、P-gp。原型药及代谢产物经粪便排泄(41%)、经肾排泄(48%),消除半衰期 24h。

2. 药物相互作用

(1)避免与洛拉替尼合用的药物

1)避免与夫西地酸合用,会导致洛拉替尼血浆浓度升高。

2)洛拉替尼主要经 CYP3A4 代谢,避免与以下 CYP3A4 诱导剂合用:阿帕他胺、卡马西平、磷苯妥英、苯巴比妥、苯妥英、扑米酮、利福平。

3)洛拉替尼是 CYP3A 诱导剂,避免与表 2-3-13 中 CYP3A 底物合用。

表 2-3-13　避免与洛拉替尼合用的 CYP3A 底物药物

药理分类	药物名称
抗病毒药	达塞布韦、维帕他韦
抗疟药	贝达喹啉
钙通道阻滞药	尼索地平
抗心力衰竭药	伊伐布雷定
周围血管舒张药	阿伐那非
抗肺纤维化药	尼达尼布
抗肿瘤药	阿贝西利、阿昔替尼、奥布替尼、奥拉帕尼、多柔比星、恩曲替尼、奈拉替尼、佩米替尼

4)避免合用以下 P-gp、ABCB1 底物:达比加群酯、达罗他胺、多柔比星、来特莫韦、西罗莫司、索非布韦、长春新碱。

(2)与洛拉替尼合用时需加强监测的药物

1)CYP3A4 强效抑制剂(见附录 1)。

2)P-gp、ABCB1 底物:阿法替尼、艾多沙班、艾米替诺福韦、阿利吉仑。

3)部分 CYP3A4 诱导剂,见表 2-3-14。

表 2-3-14　与洛拉替尼合用时需加强监测的 CYP3A4 诱导剂

药理分类	药物名称
抗生素	萘夫西林
抗结核病药	利福布汀、利福喷丁
抗病毒药	依非韦伦、依曲韦林
解热镇痛抗炎药	安乃近
抗焦虑药	圣约翰草

续表

药理分类	药物名称
抗肺动脉高压药	波生坦
雌激素及其类似物	雌二醇炔诺酮
抗肿瘤药	布格替尼

4）部分 CYP3A 底物，见表 2-3-15。

表 2-3-15　与洛拉替尼合用时需加强监测的 CYP3A 底物

药理分类	药物名称
抗生素	克拉霉素
抗真菌药	氟康唑
抗病毒药	茚地那韦
镇痛药	阿芬太尼
解热镇痛抗炎药	对乙酰氨基酚
性激素类药物	雌二醇地屈孕酮、甲地孕酮、甲羟孕酮、诺孕酮、屈螺酮、炔雌醇、依托孕烯、孕二烯酮、左炔诺孕酮
抗肿瘤药	阿比特龙、吡咯替尼、布格替尼、拉罗替尼

（编写：中山大学附属第一医院）

（审核：江西省肿瘤医院）

RET 抑制剂

塞普替尼　Selpercatinib

1. 概述

塞普替尼为小分子口服靶向药物，对 RET、VEGFR1 和 VEGFR3 有抑制作用，用于 *RET* 基因融合阳性的非小细胞肺癌和甲状腺癌，以及 *RET* 基因突变甲状腺髓样癌的治疗。达峰中位时间 2h，平均绝对生物利用度为 73%，体外蛋白结合率 96%。主要经肝代谢，主要代谢酶是 CYP3A4,体外研究表明塞普替尼可抑制 CYP2C8、CYP3A、P-gp 等。原型药和代谢产物经粪便排泄 69%,经肾排泄 24%,消除半衰期 32h。

2. 药物相互作用

(1) 避免与塞普替尼合用的药物

塞普替尼与 CYP3A4 诱导剂合用会导致塞普替尼血浆浓度降低而可能减弱疗效,应避免与附录 2 中 CYP3A4 强、中效诱导剂以及安乃近、雌二醇炔诺酮、利福布汀、利福喷丁、磷苯妥英、萘夫西林、圣约翰草、依曲韦林合用。

塞普替尼与 PPI、H_2 受体拮抗剂和局部作用的抗酸剂合用会降低塞普替尼血浆浓度,这可能会降低抗肿瘤活性,应避免合用。此类药物有:右兰索拉唑、艾司奥美拉唑、兰索拉唑、奥美拉唑、泮托拉唑、雷贝拉唑、西咪替丁、法莫替丁、拉呋替丁、尼扎替丁、雷尼替丁、罗沙替丁。如果无法避免,与 PPI 联用时建议与食物同服,与 H_2 受体拮抗剂或局部抗酸剂联用时建议改变服药时间。

塞普替尼是 CYP2C8 中效抑制剂和 CYP3A 弱抑制剂,可能会增加 CYP2C8、CYP3A 底物的血浆浓度,增加其不良反应的风险。避免与阿莫莫喹、夫西地酸合用。

塞普替尼是 ABCB1、P-gp 抑制剂,同时使用会增加相应的底物浓度,应避免与多柔比星、培唑帕尼、拓扑替康、长春新碱合用。

塞普替尼可延长 Q-T 间期,需避免与以下可延长 Q-T 间期的药物合用:仑伐替尼、恩曲替尼、莫博赛替尼、培唑帕尼、莫西沙星、司帕沙星、酮康唑、硫利达嗪、喹硫平、西酞普兰、普罗布考、多潘立酮。

(2) 与塞普替尼合用需加强监测的药物

塞普替尼与 CYP3A4 抑制剂(见附录 1)合用会导致克唑替尼血浆浓度升高,可能会增加塞普替尼不良反应发生风险,应加强监测。

塞普替尼是 ABCB1、P-gp 抑制剂,同时使用会增加相应的底物浓度,与以下药物合用时应加强监测:阿法替尼、秋水仙碱、地高辛、雌二醇 - 炔诺酮、西罗莫司。

塞普替尼可延长 Q-T 间期,与表 2-3-16 中延长 Q-T 间期的药物联用时应加强监测 QTc 间期延长和心律失常(包括尖端扭转)。

表 2-3-16　与塞普替尼合用需加强监测的延长 Q-T 间期药物

药理分类	药物名称
抗生素	阿奇霉素、红霉素、克拉霉素
化学合成的抗菌药	吉米沙星、左氧氟沙星
抗结核病药	德拉马尼
抗麻风病药	氯法齐明
抗真菌药	伏立康唑、氟康唑
抗疟疾药	氯喹
镇痛药	美沙酮
抗精神病药	氨磺必利、奥氮平、氟哌啶醇、氯丙嗪、齐拉西酮
抗抑郁药	艾司西酞普兰、丙米嗪、多塞平、氯米帕明
麻醉药	丙泊酚
戒毒药	洛非西定
抗心律失常药	决奈达隆、普罗帕酮、伊布利特
周围血管舒张药	罂粟碱
平喘药	特布他林
止吐药	昂丹司琼
生殖系统用药	卡贝缩宫素
抗肿瘤药	奥希替尼、达沙替尼、氟尿嘧啶、克唑替尼、尼洛替尼、三氧化二砷、塞瑞替尼、舒尼替尼、托瑞米芬、维莫非尼

（编写：中山大学附属第一医院）

（审核：江西省肿瘤医院）

普拉替尼　Pralsetinib

1. 概述

普拉替尼是小分子口服靶向药物，抑制 RET 激酶活性，用于 *RET* 基因融合阳性的非小细胞肺癌和甲状腺癌，以及 *RET* 基因突变甲状腺髓样癌的治疗。达峰时间 2~4h,体外蛋白结合率 97.1%。主要经肝代谢,主要代谢酶是 CYP3A,此外也是 P-gp 的底物。原型药及代谢产物主要经粪便排泄(73%),少量经肾排泄(6%),消除半衰期 15.7h。

2. 药物相互作用

普拉替尼与 CYP3A4 和 P-gp 抑制剂合用会导致普拉替尼血浆浓度升高,可能会增加普拉替尼不良反应发生风险,应避免合用:塞瑞替尼、达芦那韦、茚地那韦、洛匹那韦、伏立康唑。

如需与以下药物合用应加强监测、调整剂量或更换治疗药物:附录 1 中 CYP3A4 强诱导剂以及克拉霉素、泊沙康唑、伊曲康唑、酮康唑、考比司他、奈玛特韦 / 利托那韦、奥比他韦、利托那韦。

(编写:中山大学附属第一医院)

(审核:江西省肿瘤医院)

MET 抑制剂

赛沃替尼 Savolitinib

1. 概述

赛沃替尼是小分子口服靶向药物,用于含铂化疗后疾病进展或不耐受标准含铂化疗的、具有间质 - 上皮细胞转化因子(mesenchymal-epithelial transition factor,*MET*)外显子 14 跳变的局部晚期或转移性非小细胞肺癌成人患者。达峰时间 2h,绝对生物利用度为 68.8%,体外蛋白结合率 71.3%。主要经肝代谢,主要代谢酶是 CYP1A2、CYP3A4 和 CYP3A5,体外研究表明赛沃替尼可抑制 CYP1A2、CYP2C8、CYP2C9、CYP2D6、CYP3A4、有机阳离子转运蛋白 2(OCT2)、多药及毒素外排转运蛋白(MATE1 和 MATE2K)、P-gp。原型药和代谢物主要经肾排泄(55.7%),小部分经粪便排泄(38.4%),消除半衰期 3.52h。

2. 药物相互作用

赛沃替尼与 CYP3A4 强诱导剂(见附录 2)合用会导致本品血浆浓度降低而可能减弱本品的疗效,应避免合用。

应在本品服用前 3 周禁服圣约翰草,使用本品前一周避免使用强效 CYP1A2 抑制剂和诱导剂(见附录 1 和附录 2)。

与以下药物合用时应加强监测:CYP3A4 中效诱导剂如波生坦、依非韦伦、依曲韦林、莫达非尼;治疗窗较窄的 CYP2C8、CYP2C9、CYP2D6、P-gp 底物;二甲双胍;延长 Q-T 间期的药物。

CYP3A4 强抑制剂不太可能对赛沃替尼暴露量产生影响。

(编写:中山大学附属第一医院)
(审核:江西省肿瘤医院)

MEK 抑制剂

曲美替尼　Trametinib

1. 概述

曲美替尼是小分子口服靶向药物,用于 *BRAF V600* 突变阳性不可切除或转移性黑色素瘤以及术后辅助治疗。达峰中位时间 1.5h,平均绝对生物利用度为 72%,体外蛋白结合率 97.4%。主要经脱乙酰化单独或联合单加氧化作用代谢,次要经 CYP3A 代谢,此外也是 P-gp 的底物,体外研究表明曲美替尼可瞬时抑制 BCRP。原型药和代谢产物主要经粪便排泄(>80%),少量经肾排泄(≤19%),消除半衰期 127h。

2. 药物相互作用

曲美替尼与 P-gp 抑制剂合用可能升高曲美替尼血浆浓度,增加不良反应的风险,包括维拉帕米、环孢素、利托那韦、奎尼丁、伊曲康唑,需慎用,如需合用应加强监测。

曲美替尼可瞬时抑制 BCRP 底物如匹伐他汀,建议错开给药时间(2h)。

(编写:中山大学附属第一医院)
(审核:江西省肿瘤医院)

NTRK 抑制剂

拉罗替尼　Larotrectinib

1. 概述

拉罗替尼是小分子口服靶向药物,用于 *NTRK* 基因融合阳性的实体瘤患者。口服达峰时间 1h，生物利用度 34%，蛋白结合率 70%，表观分布容积 48L，主要经 CYP3A4/5 介导代谢，是 CYP3A、P-gp、BCRP 底物，口服给药 39% 经肾排泄，58% 经粪便排泄，清除率 98L/h，半衰期 3h。

2. 药物相互作用

避免与 CYP3A4 强效、中效诱导剂（见附录 2）及圣约翰草合用，如必须合用，拉罗替尼剂量加倍，停用此类药物后 3~5 个消除半衰期后，拉罗替尼恢复合用前剂量。

避免与强效 CYP3A4 抑制剂（见附录 1）合用，如必须合用，拉罗替尼剂量减半，停用此类药物后 3~5 个消除半衰期后，拉罗替尼恢复合用前剂量。

与夫西地酸合用可增加拉罗替尼和 / 或夫西地酸血药浓度，避免合用。

（编写：辽宁省肿瘤医院）

（审核：中山大学附属第一医院，北京医院）

FGFR 抑制剂

佩米替尼　Pemigatinib

1. 概述

佩米替尼是小分子口服靶向药物，用于既往接受过系统性治疗，存在 *FGFR2* 基因融合或重排的晚期、转移性或不可切除的胆管癌患者。中位达峰时间为 1.13（0.50~6.00）h，口服 13.5mg 剂量后，表观分布容积为 235L，体外试验中佩米替尼的血浆蛋白结合率为 90.6%，消除半衰期为 15.4h，表观清除率为 10.6L/h。体外研究表明，佩米替尼主要通过 CYP3A4 代谢。82.4% 由粪便排出（1.4% 为原型药物），12.6% 的剂量由尿液排出（1% 为原型药物）。

2. 药物相互作用

避免合用 CYP3A4 强效和中效诱导剂（见附录 2）、夫西地酸。避免合用 CYP3A4 强效和中效抑制剂（见附录 1），如必须合用，应降低佩米替尼剂量并应加强监测，若原剂量为 13.5mg 则降至 9mg，若原剂量为 9mg 则降至 4.5mg，停用 CYP3A4 强效和中效抑制剂 3 个半衰期后，恢复佩米替尼原剂量。

（编写：中国医学科学院肿瘤医院）
（审核：中山大学附属第一医院，上海交通大学医学院附属瑞金医院）

BRAF 抑制剂

维莫非尼　Vemurafenib

1. 概述

维莫非尼是 BRAF 丝氨酸 - 苏氨酸激酶的某些突变体(包括 BRAF V600E) 的口服小分子抑制剂。960mg 单次给药后中位达峰时间约为 4h,稳态生物利用度为 57.8%。维莫非尼与人血浆蛋白结合>99%,在转移性黑色素瘤患者的人群表观分布容积估计值为 91L,人群表观清除率估计值为 29.3L/d,清除半衰期估计值中位值为 56.9h。维莫非尼主要经 CYP3A4 途径代谢,绝大部分经粪便排泄(94%),少量经尿液排泄(<1%)。天冬氨酸转氨酶(aspartate aminotransferases,AST)、丙氨酸转氨酶(alanine ransaminase,ALT)和总胆红素水平升高至正常上限值的 3 倍不影响维莫非尼的表观清除率。轻、中度肾功能受损(CLCr>30ml/min)不影响维莫非尼的表观清除率。

2. 药物相互作用

与强效 CYP3A4 抑制剂(表 2-3-17) 以及强效 CYP3A4 诱导剂(表 2-3-18) 联合应用可改变维莫非尼的血药浓度,应避免合用。

与夫西地酸合用,可能相互抑制代谢,应避免合用。

表 2-3-17　避免与维莫非尼合用的 CYP3A4 强抑制剂

药理分类	药物名称
抗生素	泰利霉素、克林霉素
抗真菌药	泊沙康唑、伏立康唑、酮康唑、伊曲康唑
抗病毒药	阿扎那韦、奈非那韦、利托那韦、沙奎那韦、茚地那韦

表 2-3-18　避免与维莫非尼合用的 CYP3A4 强诱导剂

药理分类	药物名称
抗结核药	利福布汀、利福平、利福喷丁
抗癫痫药	苯巴比妥、苯妥英、卡马西平

　　与其他延长 Q-T 间期的药物(表 2-3-19)联用可增强维莫非尼 Q-T 间期延长作用,心脏风险增加,应加强监测。

表 2-3-19　与维莫非尼合用需监测 Q-T 间期的药物

药理分类	药物名称
抗生素	克拉霉素
抗结核药	贝达喹啉
抗心律失常药	胺碘酮、决奈达隆、索他洛尔、伊布利特
促胃肠动力药及止吐药和催吐药	多潘立酮、西沙必利
抗变态反应药	特非那定
抗肿瘤药	培唑帕尼、莫博赛替尼、仑伐替尼、塞瑞替尼、三氧化二砷

　　维莫非尼是一种中度 CYP1A2 抑制剂和 CYP3A4 诱导剂,可升高主要经 CYP1A2 代谢药物的血浆暴露量,降低主要经 CYP3A4 代谢药物的血浆暴露量。与 CYP1A2/3A4 底物(表 2-3-20)合用时,应加强监测。

表 2-3-20　与维莫非尼合用需加强监测的 CYP1A2 或 CYP3A4 底物

药理分类	药物名称
中枢神经系统兴奋药	咖啡因
镇静药、催眠药和抗惊厥药	咪达唑仑
抗震颤麻痹药	雷沙吉兰
麻醉药及其辅助用药	替扎尼定
平喘药	茶碱衍生物
抗肿瘤药	苯达莫司汀

体外研究证明维莫非尼是外排性转运蛋白P糖蛋白（P-gp）的抑制剂，与P-gp底物（表2-3-21）合用时会增加后者血药浓度，应加强监测。

表2-3-21 与维莫非尼合用需加强监测的P-gp底物

药理分类	药物名称
抗痛风药	秋水仙碱
治疗慢性心功能不全的药物	地高辛
免疫抑制药	西罗莫司
抗肿瘤药	阿法替尼、多柔比星、维奈克拉

维莫非尼与S-华法林联合用药导致S-华法林的AUC升高18%，在维莫非尼与华法林联合用药的情况下，应加强监测。

维莫非尼与伊匹木单抗联合使用时，肝毒性风险增加，二者序贯使用时，皮肤毒性风险增加，联合用药时应加强监测。

体外试验中维莫非尼中度抑制CYP2C8，对于维莫非尼与治疗窗口较窄的CYP2C8底物的联合应用，应保持谨慎。

（编写：浙江省肿瘤医院）

（审核：中南大学湘雅二医院）

达拉非尼 Dabrafenib

1. 概述

BRAF激酶抑制剂，为口服剂型。达拉非尼口服给药后，血浆浓度达峰的中位时间为2h，平均绝对生物利用度为95%，血浆蛋白结合率为99.7%。达拉非尼主要经CYP2C8和CYP3A4介导代谢，单次口服给药的终末半衰期为8h。主要经粪便排泄（71%），小部分经尿液排泄（23%）。轻度肝损害对达拉非尼暴露量无显著影响。轻中度肾功能损伤对达拉非尼口服清除率无明显影响。

2. 药物相互作用

达拉非尼是CYP2C8和CYP3A4的底物，活性代谢产物羟基达拉非尼和去甲基达拉非尼是CYP3A4底物。CYP2C8及CYP3A4强抑制剂（表2-3-22）或诱导剂（表2-3-23）可能增加或降低达拉非尼浓度，应避免合用。

表 2-3-22　避免与达拉非尼合用的 CYP2C8 或 CYP3A4 强抑制剂

药理分类	药物名称
抗生素	泰利霉素、克拉霉素
抗真菌药	泊沙康唑、伏立康唑、酮康唑、伊曲康唑
抗病毒药	阿扎那韦、利托那韦、沙奎那韦
调节血脂药及抗动脉粥样硬化药	吉非罗齐

表 2-3-23　避免与达拉非尼合用的 CYP2C8 或 CYP3A4 强诱导剂

药理分类	药物名称
抗结核药	利福平
抗癫痫药	苯巴比妥、苯妥英、卡马西平
其他	圣约翰草

达拉非尼是 CYP3A4 酶诱导剂,可增加药物代谢酶合成,导致经酶代谢药物的血浆水平降低,应避免合用以下 CYP3A4 底物(表 2-3-24)。其他 CYP3A4 底物,如与达拉非尼合用,应加强监测,必要时调整治疗方案。

表 2-3-24　避免与达拉非尼合用的 CYP3A4 底物

药理分类	药物名称
抗结核药	贝达喹啉
抗病毒药	阿舒瑞韦、艾尔巴韦格拉瑞韦、奥比帕利、达塞布韦
治疗慢性心功能不全的药物	伊伐布雷定
周围血管舒张药	阿伐那非
抗肿瘤药	阿贝西利、阿伐替尼、阿昔替尼、恩曲替尼、奥拉帕利、佩米替尼、莫博赛替尼、多柔比星、奈拉替尼、塞普替尼、维奈克拉

与夫西地酸合用,可能相互抑制代谢,应避免合用。

与可延长 Q-T 间期的药物(表 2-3-25)联合使用可增强 Q-T 间期延长和心脏毒性风险,应避免合用。其他可延长 Q-T 间期的药物(表 2-3-26)与达拉非尼联用,应加强监测。

表 2-3-25　避免与达拉非尼合用的可致 Q-T 间期延长的药物

药理分类	药物名称
抗结核药	贝达喹啉
抗肿瘤药	恩曲替尼、莫博赛替尼、塞普替尼

表 2-3-26　与达拉非尼合用需监测 Q-T 间期的药物

药理分类	药物名称
抗生素	克拉霉素
抗精神病药	齐拉西酮
抗心律失常药	胺碘酮、决奈达隆、索他洛尔、伊布利特
促胃肠动力药及止吐药和催吐药	多潘立酮、西沙必利
抗变态反应药	特非那定
抗肿瘤药	艾伏尼布、仑伐替尼、三氧化二砷、塞瑞替尼

与华法林合用可减少华法林的系统暴露量,应使用其他药物代替华法林,如需合用,应监测华法林疗效,且合用期或停药后应更频繁监测 INR 水平。

伴随应用酶诱导剂治疗的患者中,对乙酰氨基酚肝损伤的风险更高,达拉非尼与对乙酰氨基酚合用时,应加强监测。

(编写:浙江省肿瘤医院)

(审核:中南大学湘雅二医院)

VEGFR 抑制剂

阿帕替尼 Apatinib

1. 概述

血管内皮细胞生长因子受体 2 酪氨酸激酶抑制剂,为口服剂型。健康受试者单次空腹口服 250mg、500mg 和 750mg 阿帕替尼,血浆浓度平均达峰时间为 1.7~2.3h,平均表观分布容积为 929~2 165L。阿帕替尼血浆浓度在 200ng/ml 时血浆蛋白结合率>86%,平均消除半衰期为 7.9~9.4h。转移性实体瘤患者单次空腹口服 500mg、750mg 和 850mg 后,血浆浓度平均达峰时间为 3.9~5.1h,平均消除半衰期为 8.5~9.1h。晚期肝细胞癌患者单次餐后口服 750mg 阿帕替尼后,血浆浓度平均达峰时间约 4.4h,平均消除半衰期为 9.8h。阿帕替尼主要由 CYP3A4 代谢,其次经 CYP2D6、CYP2C9 和 CYP2E1 代谢。健康受试者单次口服 750mg 阿帕替尼,96h 后经粪便的排泄量为剂量的 69.8%,尿中排泄量为 7.02%。

2. 药物相互作用

阿帕替尼主要由 CYP3A4 代谢,与 CYP3A4 强抑制剂(表 2-3-27)同时应用时,可能会增加阿帕替尼的血浆浓度;与 CYP3A4 强诱导剂(表 2-3-28)同时应用时,可能降低阿帕替尼的血浆浓度,应避免合用 CYP3A4 强抑制剂和强诱导剂。

体外研究表明,阿帕替尼对 CYP3A4 和 CYP2C9 有较强的抑制作用,如与主要经 CYP3A4 代谢的药物(表 2-3-29)以及经 CYP2C9 代谢的药物(表 2-3-30)联合应用,应加强监测。

表 2-3-27 避免与阿帕替尼合用的 CYP3A4 强抑制剂

药理分类	药物名称
抗生素	泰利霉素、克拉霉素
抗真菌药	伏立康唑、伊曲康唑
抗病毒药	利托那韦、沙奎那韦

表 2-3-28 避免与阿帕替尼合用的 CYP3A4 强诱导剂

药理分类	药物名称
抗结核药	利福平、利福喷丁
抗癫痫药	苯巴比妥、苯妥英钠、卡马西平
肾上腺皮质激素和促肾上腺皮质激素	地塞米松

表 2-3-29 与阿帕替尼合用需加强监测的 CYP3A4 底物

药理分类	药物名称
镇静药、催眠药和抗惊厥药	咪达唑仑
钙通道阻滞药	尼索地平、乐卡地平、硝苯地平
调节血脂药及抗动脉粥样硬化药	洛伐他汀、辛伐他汀

表 2-3-30 与阿帕替尼合用需加强监测的 CYP2C9 底物

药理分类	药物名称
抗癫痫药	苯妥英
抗凝血药	华法林
胰岛激素和其他影响血糖的药物	格列本脲

服用阿帕替尼期间应慎用延长 Q-T 间期的药物,并在用药期间加强监测。

阿帕替尼可能增加出血的风险,联合使用华法林抗凝时,应加强监测。

(编写:浙江省肿瘤医院)

(审核:中南大学湘雅二医院)

阿昔替尼 Axitinib

1. 概述

酪氨酸激酶抑制剂,可抑制血管内皮生长因子受体(VEGFR-1、

VEGFR-2 和 VEGFR-3),为口服剂型。5mg 剂量单次口服给药后,阿昔替尼中位达峰时间范围为 2.5~4.1h,预计给药后 2~3d 内达到稳态,平均绝对生物利用度为 58%。与单次给药相比,5mg 每日给药两次,导致药物约 1.4 倍蓄积。阿昔替尼与血浆蛋白高度结合(>99%),主要经肝脏 CYP3A4/5 代谢,少量经 CYP1A2、CYP2C19、UGT1A1 代谢,血浆半衰期范围为 2.5~6.1h。阿昔替尼以 5mg 口服给药后,约 41% 从粪便排泄,23% 从尿液排泄。阿昔替尼在轻至重度肾损害患者中的清除率无显著差异。

2. 药物相互作用

与强效 CYP3A4/5 抑制剂(表 2-3-31)合用可能升高阿昔替尼血浆浓度,与强效 CYP3A4/5 诱导剂(表 2-3-32)合用可能降低阿昔替尼血浆浓度。应避免合用强效 CYP3A4/5 抑制剂和诱导剂。

表 2-3-31　避免与阿昔替尼合用的 CYP3A4/5 强抑制剂

药理分类	药物名称
抗生素	泰利霉素、克拉霉素、红霉素
抗真菌药	伏立康唑、酮康唑、伊曲康唑
抗病毒药	阿扎那韦、奈非那韦、利托那韦、沙奎那韦、茚地那韦

表 2-3-32　避免与阿昔替尼合用的 CYP3A4/5 强诱导剂

药理分类	药物名称
抗结核药	利福布汀、利福平、利福喷丁
抗癫痫药	苯妥英、卡马西平、苯巴比妥
肾上腺皮质激素和促肾上腺皮质激素	地塞米松
其他	圣约翰草

与夫西地酸合用,可能相互抑制代谢,应避免合用。

阿昔替尼水溶性取决于 pH,pH 升高导致溶解度降低,说明书提示与雷贝拉唑合用时无需剂量调整,但未开展与其他升高胃 pH 药物的相互作用研究,临床合用质子泵抑制剂、钾离子竞争性酸阻滞剂、H_2 受体拮抗剂及抗酸药时,应加强监测。

（编写：浙江省肿瘤医院）

（审核：中南大学湘雅二医院）

呋喹替尼　Fruquintinib

1. 概述

肿瘤血管生成抑制剂,主要作用靶点是 VEGFR 激酶家族 VEGFR1、VEGFR2 及 VEGFR3,为口服剂型。健康受试者单次口服 5mg 呋喹替尼胶囊,平均血浆药物峰浓度为 155ng/ml,中位达峰时间为 3h,平均表观分布容积为 32.5L。晚期癌症患者单次口服 5mg 呋喹替尼胶囊,平均血浆药物峰浓度为 195ng/ml,中位达峰时间为 2h,平均表观分布容积为 42.2L。每日 1 次连续服药 14d 可达稳态,平均稳态暴露量约为首次给药暴露量的 3 倍。呋喹替尼血浆蛋白结合率约 80%,在血浆中主要以原形存在(72%)。晚期癌症患者单次口服 2~6mg 呋喹替尼,平均消除半衰期为 35.2~48.5h,平均清除率为 9.98~17.8ml/min。呋喹替尼主要经肾脏以代谢物形式随尿液排泄。

2. 药物相互作用

尚无呋喹替尼药物相互作用的临床资料。

呋喹替尼体内主要以原形存在,少部分经 CYP3A4 代谢。预计 CYP3A4 抑制剂或诱导剂对呋喹替尼的体内暴露量影响有限。体外试验中未见呋喹替尼对 CYP2C8、CYP2C9、CYP2C19、CYP2D6 和 CYP3A4 的抑制作用,未见呋喹替尼对 CYP1A2 和 CYP3A4 的诱导作用。

呋喹替尼对外排转运体 P 糖蛋白(P-gp)和乳腺癌耐药蛋白 (BCRP)具有抑制作用,应慎重合并使用 P-gp 和 BCRP 底物,并密切监测不良反应,必要时适当调整合并用药剂量。

呋喹替尼可能增加出血的风险,与抗凝药物如华法林合用,应加强监测。

（编写：浙江省肿瘤医院）

（审核：中南大学湘雅二医院）

多激酶抑制剂

索拉非尼　Sorafenib

1. 概述

索拉非尼是多种激酶抑制剂,对 CRAF、BRAF、V600EBRAF、c-Kit、FLT-3、VEGFR-2、VEGFR-3、PDGFR-β 等多靶点有抑制作用,为口服剂型。口服后约 3h 血药浓度达峰,给药 7d 后血药浓度达稳态。索拉非尼血浆蛋白结合率为 99.5%。主要通过肝脏 CYP3A4 介导的氧化作用以及尿苷二磷酸葡萄糖醛酸转移酶 1A9(UGT1A9)介导的葡萄糖醛酸化作用代谢。96% 的药物在 14d 内消除,其中 77% 通过粪便排泄,19% 以糖苷酸化代谢产物通过尿液排泄。索拉非尼消除半衰期为 25~48h。轻度(Child-Pugh A)或中度(Child-Pugh B)肝损害对体内药物暴露无明显影响。肾功能损害对药代动力学无明显影响。

2. 药物相互作用

CYP3A4 诱导剂(表 2-3-33)可能增加索拉非尼代谢,降低索拉非尼的浓度,应避免合用。

表 2-3-33　避免与索拉非尼合用的 CYP3A4 诱导剂

药理分类	药物名称
抗结核药	利福平
抗癫痫药	苯巴比妥、苯妥英、卡马西平
肾上腺皮质激素和促肾上腺皮质激素	地塞米松
其他	圣约翰草

索拉非尼通过尿苷二磷酸葡萄糖醛酸转移酶 1A1(UGT1A1)和 UGT1A9 通路抑制糖苷酸代谢,与 UGT1A1 和 UGT1A9 代谢底物,如伊立替康、戈沙妥珠单抗合用时可能增加其血药浓度,应避免合用。

鳞状细胞肺癌患者中索拉非尼与卡铂、紫杉醇联合使用,紫杉醇 AUC 增加 29%、索拉非尼 AUC 增加 48%,说明书禁止在此类患者中同时使用索拉非尼与卡铂和紫杉醇。此外也应避免合用紫杉醇(白蛋白结合型)。

　　与其他引起免疫抑制或骨髓抑制的药物联合使用,可增强毒性风险,应避免合用:治疗用卡介苗、安乃近等。

　　与其他可导致心脏毒性或 Q-T 间期延长的药物联用,可增加索拉非尼不良反应发生率和严重程度,应避免合用:高累积剂量蒽环类药物、抗心律失常药物或其他导致 Q-T 间期延长的药物。如必须用药,应密切监测治疗期间心电图和电解质水平。

　　与新霉素合用时可导致索拉非尼生物利用度下降,应避免合用。

　　与华法林合用时偶发出血或 INR 升高。与对乙酰氨基酚、丙帕他莫(活性代谢产物为对乙酰氨基酚)合用,可通过抑制对乙酰氨基酚葡萄糖醛酸化增加其体内暴露,引起更大的肝毒性风险。与去铁酮合用,会增强去铁酮的中性粒细胞减少作用,可能导致严重感染或死亡。索拉非尼与以上药物合用时,应加强监测,必要时调整剂量或者更换治疗药物。

　　索拉非尼可增加卡培他滨、多柔比星、多西他赛的体内暴露量,但临床意义尚不明确,联合用药需谨慎,应加强监测。

(编写:浙江省肿瘤医院)
(审核:中南大学湘雅二医院)

舒尼替尼　Sunitinib

1. 概述

　　舒尼替尼为受体酪氨酸激酶抑制剂,可抑制 PDGFR α 和 PDGFR β、VEGFR1、VEGFR2、VEGFR3、KIT、FLT3、CSF-1R 和 RET 等激酶,为口服剂型。口服舒尼替尼后,达峰时间为 6~12h,表观分布容积为 2 230L。舒尼替尼主要由 CYP3A4 代谢,舒尼替尼及其主要活性代谢物的血浆蛋白结合率分别为 95% 和 90%,终末半衰期分别为 40~60h 和 80~110h。舒尼替尼主要经粪便(61%)和尿液排泄(16%),总口服清除率为 34~62L/h。在轻度(Child-Pugh A 级)或中度肝功能损害(Child-Pugh B 级)患者中,舒尼替尼或其活性代谢物的药代动力学差异无临床意义。在轻度(CLcr 50~80ml/min)、中度(CLcr 30~<50ml/min)或重度(CLcr<30ml/min)肾损伤且没有正在接受透析治疗的患者中,舒尼替尼或其活性代谢物的药代动力学差异无临床意义。与肾功能正常患

者相比,接受血液透析治疗的终末期肾病患者舒尼替尼系统总暴露量降低 47%。

2. 药物相互作用

与 CYP3A4 强抑制剂(见附录 1)合用可增加舒尼替尼血浆浓度,与 CYP3A4 强诱导剂(见附录 2)合用可降低舒尼替尼血浆浓度,应避免合用 CYP3A4 强抑制剂或诱导剂。如无法避免同时应用,考虑调整舒尼替尼剂量,并加强监测。

与夫西地酸合用,可能相互抑制代谢;与贝伐珠单抗合用,可能增加微血管病性溶血性贫血和高血压的风险。与以上药物应避免合用。

舒尼替尼可引起 Q-T 间期延长,与延长 Q-T 间期的药物(表 2-3-34)联合使用,应加强监测。

表 2-3-34 与舒尼替尼合用需监测 Q-T 间期的药物

药理分类	药物名称
抗生素	克拉霉素
抗真菌药	伏立康唑
抗结核药	贝达喹啉
抗精神病药	齐拉西酮
抗心律失常药	胺碘酮、决奈达隆、索他洛尔、伊布利特
促胃肠动力药及止吐药和催吐药	多潘立酮、西沙必利
抗肿瘤药	仑伐替尼、三氧化二砷、塞瑞替尼

在体外,舒尼替尼是外排型转运体乳腺癌耐药蛋白(BCRP)的底物。与 BCRP 抑制剂吉非替尼合用,舒尼替尼或总药物(舒尼替尼 + 代谢物)的 C_{max} 和 AUC 未产生临床相关影响。但舒尼替尼与 BCRP 抑制剂相互作用的临床数据有限,无法排除与其他 BCRP 抑制剂相互作用的可能性。

(编写:浙江省肿瘤医院)

(审核:中南大学湘雅二医院)

瑞戈非尼　Regorafenib

1. 概述

多激酶抑制剂,为口服剂型。单次口服 160mg 瑞戈非尼,达峰时间为 3~4h。瑞戈非尼与血浆蛋白结合率为 99.5%,其主要活性代谢产物 M-2 和 M-5 的蛋白结合率分别为 99.8% 和 99.95%。瑞戈非尼主要经 CYP3A4 介导的氧化代谢途径代谢,并经尿苷二磷酸葡萄糖醛酸转移酶 1A9(UGT1A9)介导的葡萄糖醛酸苷化代谢。瑞戈非尼和 M-2 的平均消除半衰期为 20~30h,M-5 的平均消除半衰期约 60h。瑞戈非尼主要经粪便排泄(71%),少部分作为葡萄糖醛酸苷经尿液排泄(19%)。瑞戈非尼及其主要循环代谢产物存在肝肠循环。肝功能 Child-Pugh A 患者与肝功能正常患者瑞戈非尼及 M-2 和 M-5 的暴露量具有可比性。肝功能 Child-Pugh B 患者单次 100mg 瑞戈非尼暴露量与肝功能正常患者相似。轻、中度肾损伤患者与肾功能正常患者瑞戈非尼及 M-2 和 M-5 的稳态暴露量相似。重度肾损伤患者中,瑞戈非尼暴露量与肾功能正常患者相似,稳态条件下 M-2 和 M-5 暴露量下降约 30%。

2. 药物相互作用

CYP3A4 强抑制剂(表 2-3-35)和 CYP3A4 强诱导剂(表 2-3-36)可能对瑞戈非尼及其代谢产物稳态暴露量产生影响,应避免合用。

表 2-3-35　避免与瑞戈非尼合用的 CYP3A4 强抑制剂

药理分类	药物名称
抗生素	泰利霉素、克林霉素
抗真菌药	泊沙康唑、伏立康唑、酮康唑、伊曲康唑

表 2-3-36　避免与瑞戈非尼合用的 CYP3A4 强诱导剂

药理分类	药物名称
抗结核药	利福平
抗癫痫药	苯巴比妥、苯妥英、卡马西平
其他	圣约翰草

与夫西地酸合用,可能相互抑制代谢,应避免合用。

尚未研究强 UGT1A9 抑制剂,如甲芬那酸、二氟尼柳和尼氟酸等,对瑞戈非尼及其代谢产物稳态暴露量的影响,说明书建议瑞戈非尼治疗期间,避免合用此类药物。

瑞戈非尼及其活性代谢产物 M-2 抑制尿苷二磷酸葡萄糖醛酸转移酶 1A1(UGT1A1)和 UGT1A9 介导的葡萄糖醛酸苷化,可增加 UGT1A1 和 UGT1A9 底物的全身暴露量,应避免与伊立替康、戈沙妥珠单抗合用。

瑞戈非尼联合使用 BCRP 底物可导致 BCRP 底物血清药物浓度增加,应避免合用(表 2-3-37)。其他 BCRP 底物(表 2-3-38),当与瑞戈非尼联用时,可能增加其血浆浓度,应加强监测。

表 2-3-37　避免与瑞戈非尼合用的 BCRP 底物

药理分类	药物名称
调节血脂药及抗动脉粥样硬化药	瑞舒伐他汀
抗肿瘤药	培唑帕尼、托泊替康

表 2-3-38　与瑞戈非尼合用需加强监测的 BCRP 底物

药理分类	药物名称
调节血脂药及抗动脉粥样硬化药	阿托伐他汀、氟伐他汀
抗肿瘤药	甲氨蝶呤

与新霉素、考来烯胺、考来胶等药物联合使用,可能干扰瑞戈非尼的肝肠循环,导致瑞戈非尼有效性降低,应避免合用,如无法避免,应加强瑞戈非尼疗效监测。

（编写：浙江省肿瘤医院）

（审核：中南大学湘雅二医院）

仑伐替尼　Lenvatinib

1. 概述

仑伐替尼是一种酪氨酸激酶受体抑制剂,可抑制 VEGFR1、

VEGFR2 和 VEGFR3 的激酶活性,还可抑制其他促血管生成和肿瘤发生通路相关的酪氨酸激酶,包括 FGF、FGFR1、FGFR2、FGFR3、FGFR4、PDGFRα、KIT 和 RET。仑伐替尼为口服剂型,口服后血药浓度达峰时间为 1~4h。血浆蛋白结合率为 98%~99%,首剂量的中位表观分布容积为 50.5~92L,中位稳态表观分布容积为 43.2~121L。仑伐替尼是 P 糖蛋白(P-gp)和乳腺癌耐药蛋白(BCRP)的底物。体外研究证实 CYP3A4 是参与 P450- 介导的仑伐替尼代谢的主要亚型,体内数据表明非 P450 介导的通路贡献了仑伐替尼总体代谢的很大一部分。仑伐替尼主要经粪便(2/3)和尿液(1/4)消除,平均终末指数半衰期约 28h。轻度、中度和重度肝功能不全者,仑伐替尼的暴露量分别为肝功能正常者的 119%、107% 和 180%,中位半衰期相近。轻度、中度和重度肾功能不全者,仑伐替尼暴露量分别为正常者的 101%、90% 和 122%。

2. 药物相互作用

暂无数据可以排除仑伐替尼可能成为 CYP3A4 或 P-gp 诱导剂的风险,接受仑伐替尼的患者应谨慎使用已知具有较窄治疗指数的 CYP3A4 底物(表 2-3-39)。

表 2-3-39　与仑伐替尼合用需谨慎的 CYP3A4 底物

药理分类	药物名称
镇痛药	麦角胺
钙通道阻滞剂	苄普地尔
抗心律失常药	奎尼丁
周围血管舒张药	双氢麦角胺
促胃肠动力药及止吐药和催吐药	西沙必利
抗变态反应药	阿司咪唑、特非那定

与延长 Q-T 间期的药物联用,可加重仑伐替尼 Q-T 间期延长的不良反应,应避免合用以下药物(表 2-3-40)。其他可延长 Q-T 间期的药物,与仑伐替尼联合使用时应加强监测。

表 2-3-40　避免与仑伐替尼合用的延长 Q-T 间期的药物

药理分类	药物名称
抗生素	克拉霉素
化学合成的抗菌药	莫西沙星、司帕沙星
抗精神病药	氟哌噻吨、硫利达嗪、喹硫平
抗抑郁药	西酞普兰
调节血脂药及抗动脉粥样硬化药	普罗布考
促胃肠动力药及止吐药和催吐药	多潘立酮
抗肿瘤药	艾伏尼布、恩曲替尼、培唑帕尼、莫博赛替尼、尼洛替尼、塞普替尼

　　尚不清楚仑伐替尼是否会降低激素类避孕药的有效性,使用口服激素类避孕药的女性应增加屏障避孕法。

(编写:浙江省肿瘤医院)
(审核:中南大学湘雅二医院)

培唑帕尼　Pazopanib

1. 概述

　　培唑帕尼是 VEGFR1、VEGFR2 和 VEGFR3,PDGFRα 和 PDGFRβ、FGFR-1 和 -3,Kit、Itk、LcK 以及 c-Fms 的多靶点酪氨酸激酶抑制剂,为口服剂型。口服 800mg 单剂量培唑帕尼后,中位达峰时间为 3.5h。培唑帕尼与血浆蛋白结合率大于 99%。体外研究表明培唑帕尼是 P 糖蛋白(P-gp)和乳腺癌耐药蛋白(BCRP)底物,主要经 CYP3A4 代谢,小部分经 CYP1A2 和 CYP2C8 代谢。培唑帕尼平均消除半衰期为 30.9h,主要经粪便消除,经肾脏排泄比例<4%。轻度肝损害患者胆红素正常且存在不同程度的 ALT 升高,或无论 ALT 的值为多少,胆红素升高不超过 1.5 正常值上限(upper limit of normal,ULN)培唑帕尼的暴露量与非肝功能损害患者相似。中度肝损害患者(胆红素升高>1.5~3ULN,无论 ALT 的值为多少)最大耐受剂量为 200mg 每日一次,其 C_{max} 和 $AUC_{(0-24)}$ 中位稳态值分别约为 800mg 每日一次给药后肝功能正常者中相应中位值的 44% 和 39%。培唑帕尼 200mg 每日一次给药后,重度肝损害受试者(总胆红素>3ULN,无论 ALT 水平如何)的 C_{max} 和 AUC$_{(0-24)}$ 中位稳态值分别约为 800mg、每日一次给药后肝功能正常者中相应中位值的 18% 和 15%。群体药代动力学模型表明肾损害(CLCR 30.8~150ml/min)对培唑帕尼的药代动力学无临床相关影响。

2. 药物相互作用

与 CYP3A4 强抑制剂(见附录 1)及阿扎那韦、奈非那韦、沙奎那韦、泰利霉素等合用可能导致培唑帕尼血药浓度升高。与 CYP3A4 强诱导剂(见附录 2)及苯巴比妥、扑米酮等合用可能导致培唑帕尼体内暴露量减少,应避免合用以上药物。

与夫西地酸合用,可能相互抑制代谢,应避免合用。

与 P-gp 或 BCRP 抑制剂(表 2-3-41)合用可能改变培唑帕尼的暴露量和分布,应避免合用。

表 2-3-41 避免与培唑帕尼合用的 P-gp 或 BCRP 抑制剂

药理分类	药物名称
抗真菌药	艾沙康唑、酮康唑
促凝血药	艾曲泊帕
抗肿瘤药	奈拉替尼、拉帕替尼

与能升高胃内 pH 的药物联合使用,可导致培唑帕尼吸收减少,可能降低培唑帕尼血药浓度,应避免合用:如质子泵抑制剂、钾离子竞争性酸阻滞剂、H$_2$ 受体拮抗剂及抗酸药等。

培唑帕尼是尿苷二磷酸葡萄糖醛酸转移酶 1A1(UGT1A1)的抑制剂,应避免合用 UGT1A1 底物,如伊立替康、戈沙妥珠单抗。

与可延长 Q-T 间期的药物联合使用,可能增强培唑帕尼的 Q-T 间期延长作用,应避免合用以下药物(表 2-3-42)。

与其他引起免疫抑制的药物联用可增强免疫抑制作用,应避免合用(表 2-3-43)。

表 2-3-42 避免与培唑帕尼合用的可延长 Q-T 间期的药物

药理分类	药物名称
抗生素	阿奇霉素、克拉霉素
抗结核药	贝达喹啉
抗精神病药	齐拉西酮
抗心律失常药	胺碘酮、普罗帕酮、决奈达隆、索他洛尔、伊布利特
促胃肠动力药及止吐药和催吐药	多潘立酮、西沙必利
抗变态反应药	特非那定
抗肿瘤药	奥希替尼、莫博赛替尼、仑伐替尼、三氧化二砷、维莫非尼

表 2-3-43 避免与培唑帕尼合用的可引起免疫抑制的药物

药理分类	药物名称
抗病毒药	溴夫定
免疫抑制剂	阿布昔替尼、巴瑞替尼、托法替布、来氟米特、乌帕替尼
抗肿瘤药	治疗用卡介苗

与地舒单抗合用,增加免疫抑制效应和感染机会,应加强监测。

与辛伐他汀合用,会增加 ALT 升高的风险,尚无充分的数据评估其他他汀类药物和培唑帕尼合并用药对 ALT 水平的影响。培唑帕尼与他汀类药物联合用药时,应加强监测。

他克莫司、吡美莫司有免疫抑制作用,说明书不建议免疫受损或免疫抑制患者使用他克莫司软膏或吡美莫司乳膏,但文献报道通过皮肤进入血液循环的药物十分有限,建议特殊情况下应结合临床,充分权衡获益和风险,在密切监测下谨慎使用。

体外研究表明培唑帕尼可抑制 CYP1A2、3A4、2B6、2C8、2C9、2C19 和 2E1,并对 CYP3A4 具有潜在诱导作用。培唑帕尼导致咪达唑仑、右美沙芬、紫杉醇的体内暴露量增加,联合应用时,应加强监测。

不能排除培唑帕尼对 BCRP 和 P-gp 底物具有抑制作用,不能排除培唑帕尼对有机阴离子转运多肽 1B1(OATP1B1)底物药代动力学的影响,当培唑帕尼与口服 BCRP 和 P-gp 底物、OATP1B1 底物联合给药时,应加强监测。

(编写:浙江省肿瘤医院)

(审核:中南大学湘雅二医院)

安罗替尼　Anlotinib

1. 概述

多靶点酪氨酸激酶抑制剂,可抑制 VEGFR1、VEGFR2、VEGFR3、c-Kit、PDGFRβ 等激酶活性,为口服剂型。健康受试者空腹口服安罗替尼胶囊 5mg,血浆浓度平均达峰时间为 9.3h,平均消除半衰期为 113h。实体瘤患者单次空腹口服 10mg、12mg 及 16mg 安罗替尼胶囊后,血浆浓度平均达峰时间为 6~11h,平均消除半衰期为 95~116h。晚期肿瘤受试者单次空腹口服 12mg 和 16mg 安罗替尼胶囊后,平均表观分布容积为 2 061~3 312L。安罗替尼的血浆蛋白结合率为 93%。主要由 CYP1A2 和 CYP3A4/5 代谢,也经 CYP2B6、CYP2C8、CYP2C9、CYP2C19 和 CYP2D6 代谢。肿瘤受试者单次口服 12mg 安罗替尼胶囊 2 648h(110d)后,经粪便排泄量为剂量的 48.52%,经尿液排泄量为剂量的 13.52%。

2. 药物相互作用

安罗替尼尚未开展正式的药物相互作用研究。

安罗替尼主要由 CYP1A2 和 CYP3A4/5 代谢。CYP3A4/5 诱导剂(表 2-3-44)和 CYP1A2 诱导剂(表 2-3-45)可能加速安罗替尼的代谢,降低安罗替尼的血浆浓度。CYP3A4/5 强抑制剂(表 2-3-46)和 CYP1A2 强抑制剂(表 2-3-47)等,可能减慢安罗替尼代谢,增加安罗替尼的血浆浓度,应避免合用 CYP1A2 和 CYP3A4 的抑制剂及诱导剂。

安罗替尼对 CYP3A4、CYP2B6、CYP2C8、CYP2C9 和 CYP2C19 有中等强度的抑制作用,应避免合用经这些酶代谢的窄治疗范围的药物,如阿芬太尼、麦角胺、华法林等。

表 2-3-44　避免与安罗替尼合用的 CYP3A4/5 诱导剂

药理分类	药物名称
抗结核药	利福布汀、利福平、利福喷丁
抗癫痫药	苯巴比妥、苯妥英、卡马西平
肾上腺皮质激素和促肾上腺皮质激素	地塞米松

表 2-3-45　避免与安罗替尼合用的 CYP1A2 诱导剂

药理分类	药物名称
抗心律失常药	莫雷西嗪
平喘药	孟鲁司特
治疗消化性溃疡和胃食管反流病药物	奥美拉唑

表 2-3-46　避免与安罗替尼合用的 CYP3A4/5 强抑制剂

药理分类	药物名称
抗生素	泰利霉素、克拉霉素
抗真菌药	伏立康唑、酮康唑、伊曲康唑
抗病毒药	利托那韦、沙奎那韦

表 2-3-47　避免与安罗替尼合用的 CYP1A2 抑制剂

药理分类	药物名称
化学合成的抗菌药	环丙沙星、依诺沙星
抗抑郁药	氟伏沙明

　　安罗替尼联合使用华法林可能增加出血和血栓 / 栓塞事件风险，联合使用已知能够延长 Q-T 间期的药物可能增强 Q-T 间期延长作用，应加强监测。

（编写：浙江省肿瘤医院）

（审核：中南大学湘雅二医院）

多纳非尼 Donafenib

1. 概述

多激酶抑制剂,为口服剂型。单次服用 0.1~0.4g 多纳非尼后,血浆中多纳非尼在 2~3h 达峰值,并在 12~24h 出现第二个峰值,分布容积为 110~238L,表观清除率为 3.69~6.92L/h,消除半衰期为 20.7~27.8h。每日两次服用多纳非尼,血浆浓度在连续给药 7~14d 基本达稳态,稳态达峰时间中位数为 0~4h,稳态分布容积为 104~355L,表观清除率为 2.46~8.14L/h,消除半衰期为 26.9~30.2h。多纳非尼血浆蛋白结合率为 99.88%~99.98%,主要通过 CYP3A4 和尿苷二磷酸葡萄糖醛酸转移酶 1A9(UGT1A9)代谢。多纳非尼主要经粪便排泄(88.04%),少量通过尿液排泄(9.27%)。

2. 药物相互作用

尚无多纳非尼药物相互作用的临床研究数据。

体外研究提示,多纳非尼主要通过 CYP3A4 和 UGT1A9 代谢,CYP1B1、CYP2C8、CYP2C9、CYP2C19、CYP2D6 和 CYP3A5 也部分参与多纳非尼的代谢,联用相关代谢酶的抑制剂或诱导剂时应当谨慎。

多纳非尼可导致患者高血压的发生率增加,避免使用抑制 CYP3A4 代谢通路的钙通道阻滞剂用于高血压治疗,如地尔硫䓬、维拉帕米、氨氯地平等,以防止多纳非尼蓄积。

与华法林等抗凝药合用,可能增加出血风险,应加强监测。

与可延长 Q-T 间期的药物联合使用,可能增强多纳非尼的 Q-T 间期延长作用,应加强监测。

(编写:浙江省肿瘤医院)

(审核:中南大学湘雅二医院)

KIT/PDGFR 抑制剂

阿伐替尼 Avapritinib

1. 概述

酪氨酸激酶抑制剂,靶向 PDGFRA 和 PDGFRA D842 突变体以及 KIT 外显子 11、11/17 和 17 等多个突变体,为口服剂型。单次给予阿伐替尼 30~400mg,中位达峰时间为 2.0~4.1h,平均血浆消除半衰期为 32~57h,稳态平均表观口服清除率为 19.5L/h。阿伐替尼血浆蛋白结合率为 98.8%,平均表观分布容积 1200L。阿伐替尼主要经CYP3A4 代谢,少量经 CYP2C9 代谢,大部分经粪便排泄(70%),少部分经尿液排泄(18%)。轻、中度肾损害(Crcl 30~89ml/min),轻度(总胆红素 ≤ 1ULN 和 AST>1ULN 或总胆红素>1~1.5ULN 且 AST 值不限)至中度(总胆红素>1.5~3ULN,AST 值不限)肝损害对阿伐替尼的药代动力学无显著影响。

2. 药物相互作用

阿伐替尼与强效或中效 CYP3A 诱导剂(见附录 2)联用可降低阿伐替尼的血浆浓度,可能降低疗效。与强效或中效 CYP3A 抑制剂(见附录 1)联用可增加阿伐替尼的血浆浓度,可能增加不良反应的发生率和严重程度。应避免与强效或中效 CYP3A 诱导剂和抑制剂合用。

阿伐替尼对 P 糖蛋白(P-gp)和乳腺癌耐药蛋白(BCRP)有抑制作用,应避免或慎重合并使用 P-gp 或 BCRP 底物,如需合用应密切监测不良反应。

(编写:中国医学科学院肿瘤医院)
(审核:浙江省肿瘤医院,上海交通大学医学院附属瑞金医院)

瑞派替尼 Ripretinib

1. 概述

瑞派替尼是一种酪氨酸激酶抑制剂,可抑制 KIT 原癌基因受体酪氨酸激酶(KIT)和血小板源生长因子受体 A(PDGFRA)激酶,为口服剂型。瑞派替尼血药浓度中位达峰时间为 4h,150mg 每日 1 次连续用药 14d 可达稳态,血浆白蛋白结合率为 99.8%,平均稳态表观分布容积为 307L。瑞派替尼主要通过 CYP3A4 代谢,次要通过 CYP2C8和 CYP2D6 代谢,平均消除半衰期为 14.8h,34% 经粪便排泄,0.02%经尿液排泄。DP-5439 是瑞派替尼的同等活性代谢产物,其血浆白蛋白结合率为 99.7%,平均稳态表观分布容积为 507L。DP-5439 主要通过 CYP3A4 代谢,次要通过 CYP2C8、CYP2E1 和 CYP2D6 代谢,平均消除半衰期为 17.8h，6% 经粪便排泄，0.1% 经尿液排泄。轻度至中度肾功能损害（Crcl 30~<90ml/min）以及轻度肝功能损害（总胆红素 ≤ 1ULN 且 AST>1ULN，或总胆红素为 1~1.5ULN 和任何水平 AST），对瑞派替尼药代动力学无临床显著影响。

2. 药物相互作用

与强效 CYP3A 诱导剂（见附录 2）合用，可减少瑞派替尼及其活性代谢物的暴露，可能降低瑞派替尼抗肿瘤活性，应避免合用。

与夫西地酸合用，可能相互抑制代谢，应避免合用。

与中效 CYP3A 诱导剂（见附录 2）合用可能减少瑞派替尼及其活性代谢物的暴露，如无法避免合用，需调整瑞派替尼给药频次，并加强监测。与强效 CYP3A 抑制剂（见附录 1）合用可增加瑞派替尼及其活性代谢物的暴露，可能增加不良反应的风险，应加强监测。

（编写：中国医学科学院肿瘤医院）
（审核：浙江省肿瘤医院，上海交通大学医学院附属瑞金医院）

BCR-ABL 抑制剂

伊马替尼 Imatinib

1. 概述

BCR-ABL 酪氨酸激酶抑制剂，还可抑制血小板源生长因子（platelet-derived growth factor，PDGF）、干细胞因子（stem cell factor，SCF）/c-Kit 受体酪氨酸激酶，为口服剂型。伊马替尼给药后 2~4h 达血浆峰浓度，平均绝对生物利用度为 98%，血浆蛋白结合率约 95%。伊马替尼主要经 CYP3A4 代谢，产生活性代谢产物 N- 去甲基哌嗪衍生物，二者消除半衰期分别为 18h 和 40h。伊马替尼主要经粪便排泄。肝功能不全对伊马替尼的平均暴露量无影响。轻、中度肾功能不全患者的血浆暴露量比肾功能正常患者增加 1.5~2 倍。

2. 药物相互作用

与 CYP3A4 诱导剂（表 2-3-48）联合使用可导致伊马替尼血药浓度降低，从而导致疗效降低，应避免合用。

表 2-3-48 避免与伊马替尼合用的 CYP3A4 诱导剂

药理分类	药物名称
抗结核药	利福平
抗癫痫药	奥卡西平、苯巴比妥、苯妥英钠、卡马西平
肾上腺皮质激素和促肾上腺皮质激素	地塞米松

伊马替尼为 CYP3A4 抑制剂,应避免合用以下 CYP3A4 底物(表 2-3-49)。其他 CYP3A4 底物(表 2-3-50)与伊马替尼合用时,应加强监测,必要时调整剂量或者更换治疗药物。

表 2-3-49 避免与伊马替尼合用的 CYP3A4 底物

药理分类	药物名称
抗病毒药	阿舒瑞韦、西美瑞韦
钙通道阻滞剂	尼索地平
治疗慢性心功能不全	伊伐布雷定
促胃肠动力药及止吐药和催吐药	阿瑞匹坦、福沙匹坦、多潘立酮
抗肿瘤药	奥布替尼、多柔比星

表 2-3-50 与伊马替尼合用需加强监测的 CYP3A4 底物

药理分类	药物名称
镇痛药	芬太尼、阿芬太尼
抗痛风药	秋水仙碱
镇静药、催眠药和抗惊厥药	咪达唑仑、三唑仑
抗震颤麻痹药	溴隐亭
周围血管舒张药	伐地那非
促胃肠动力药及止吐药和催吐药	西沙必利
主要作用于泌尿系统的药物	托伐普坦

续表

药理分类	药物名称
免疫抑制药	西罗莫司
抗肿瘤药	阿伐替尼、艾伏尼布、奥拉帕利、恩曲替尼、布格替尼、佩米替尼、莫博赛替尼、泽布替尼、伊布替尼、维奈克拉

　　与夫西地酸合用,可能相互抑制代谢,应避免合用。

　　与其他引起免疫抑制的药物(表 2-3-51)联合使用,可增强免疫抑制作用,应避免合用。

表 2-3-51　避免与伊马替尼合用的可引起免疫抑制的药物

药理分类	药物名称
抗病毒药	溴夫定
免疫抑制药	阿布昔替尼、巴瑞替尼、托法替布、来氟米特、乌帕替尼
抗肿瘤药	治疗用卡介苗

　　与 CYP3A4 抑制剂,酮康唑、伊曲康唑、红霉素、克拉霉素等联合使用,可能增加伊马替尼的药物暴露量,应谨慎合用,加强监测。

　　与地舒单抗合用,增加免疫抑制效应和感染机会。与去铁酮合用,会增强去铁酮的中性粒细胞减少作用,可能导致严重感染或死亡。与以上药物合用时,应加强监测。

　　伊马替尼体外可抑制 CYP2C9 和 CYP2C19 的活性,同时服用华法林可导致凝血酶原时间延长,联合使用时,应加强凝血酶原时间监测。

　　他克莫司、吡美莫司有免疫抑制作用,说明书不建议免疫受损或免疫抑制患者使用他克莫司软膏或吡美莫司乳膏,但文献报道通过皮肤进入血液循环的药物十分有限,建议特殊情况下应结合临床,充分权衡获益和风险,在密切监测下谨慎使用。

(编写:江西省肿瘤医院)

(审核:浙江省肿瘤医院,四川省肿瘤医院)

达沙替尼　Dasatinib

1. 概述

BCR-ABL 酪氨酸激酶抑制剂,还可抑制 PDGFR、c-Kit 受体酪氨酸激酶,为口服片剂。口服后吸收迅速,0.5~3h 内达到峰值浓度,平均终末半衰期为 3~5h。体外试验表明达沙替尼的血浆蛋白结合率大约为 96%。主要负责达沙替尼代谢的酶为 CYP3A4,达沙替尼为 CYP3A4 酶的弱抑制剂,并非人类 CYP 酶的诱导剂。对于肝功能损害的患者,应慎用达沙替尼。达沙替尼主要经过粪便清除,仅有 4% 从尿液排泄,故肾功能不全患者使用该药时一般不需要进行剂量调整。

2. 药物相互作用

当达沙替尼与其他可引起免疫抑制或骨髓抑制的药物联合使用,可致严重感染,应尽量避免合用:安乃近、阿布昔替尼、巴瑞替尼、克拉屈滨、芦可替尼、那他珠单抗、托法替布、乌帕替尼、治疗用卡介苗等。

达沙替尼是 CYP3A4 的底物和弱抑制剂,与强效 CYP3A4 抑制剂(见附录表 1)同时使用会增加达沙替尼的暴露,不推荐其与强效 CYP3A4 抑制剂联用,若无法避免联用,则需密切监测患者的毒性反应。与强效 CYP3A4 诱导剂(见附录 2)及圣约翰草联用时会降低达沙替尼的暴露量,一般不推荐联用。达沙替尼会增加 CYP3A4 底物的浓度,与治疗指数较窄的 CYP3A4 底物(如阿司咪唑、苄普地尔、特非那定、奎尼丁、麦角胺、匹莫齐特、双氢麦角胺、西沙必利)联用时应谨慎。

不推荐达沙替尼与胃酸分泌抑制剂(例如奥美拉唑、兰索拉唑、雷贝拉唑、泮托拉唑、法莫替丁、西咪替丁)联用,因抑制胃酸分泌使 pH 升高从而导致达沙替尼的暴露量减少,当与氢氧化铝 / 氢氧化镁制剂联用时,需间隔 2h。

达沙替尼与抗血小板药物或抗凝血药物(阿加曲班、比伐芦定、达比加群、华法林、磺达肝癸钠、利伐沙班、肝素)合用可能会增加出血并发症的风险,应谨慎使用,且需定期监测凝血指标。达沙替尼治疗与严重血小板减少症相关,若血小板计数>50×10⁹/L,则允许达沙替尼与阿司匹林、对乙酰氨基酚、非甾体抗炎药以及抗凝药物同时使用。

　　达沙替尼与QTc延长的药物(表2-3-52)同时使用时,会增加QTc延长的效应和室性心律失常的风险,包括尖端扭转和猝死。若患者同时合并其他危险因素(例如年龄较大、女性、心动过缓、低钾血症、低镁血症、心脏病和药物浓度较高)时可能更容易发生这些危及生命的毒性。与上述药物联用时应定期监测心电图。

表2-3-52　与达沙替尼合用需监测Q-T间期的药物

药理分类	药物名称
抗菌药	阿奇霉素、克拉霉素、吉米沙星、莫西沙星、司帕沙星、左氧氟沙星
抗真菌药	泊沙康唑、伏立康唑、氟康唑
抗结核药	贝达喹啉、德拉马尼
抗疟药	氯喹、奎宁
抗抑郁药	艾司西酞普兰、丙米嗪、多塞平、氯米帕明、西酞普兰
抗精神病药	氨磺必利、奥氮平、氟哌啶醇、氯氮平、利培酮、硫利达嗪、匹莫齐特、齐拉西酮
抗组胺药	阿司咪唑
β-受体阻滞药	索他洛尔
抗心律失常药	胺碘酮、丙吡胺、多非利特、决奈达隆、奎尼丁、普鲁卡因胺、伊布利特
血脂调节药	普罗布考
平喘药	特布他林
促胃肠动力药	多潘立酮、西沙必利
镇痛药	美沙酮
麻醉药	丙泊酚

续表

药理分类	药物名称
抗肿瘤药	奥希替尼、达拉非尼、氟尿嘧啶、吉瑞替尼、仑伐替尼、莫博赛替尼、恩曲替尼、培唑帕尼、塞普替尼、塞瑞替尼、三氧化二砷、舒尼替尼、托瑞米芬、维莫非尼
止吐药	昂丹司琼
子宫收缩及引产药	卡贝缩宫素

达沙替尼会增加奥拉帕利、氯氮平、去铁酮、5-氨基水杨酸衍生物(奥沙拉秦、巴柳氮、柳氮磺吡啶、美沙拉秦)的骨髓抑制风险,两药联用时需注意密切监测血常规。

达沙替尼与地舒单抗、来氟米特、鞘胺醇-1-磷酸(S1P)受体调节剂(芬戈莫德、西尼莫德等)、伊奈利珠单抗联用会增加免疫抑制和感染风险,联用时应加强监测。

与匹多莫德联合使用时,达沙替尼会降低匹多莫德的治疗效果,两药联用时需密切监测匹多莫德的临床疗效。

达沙替尼会增加他克莫司、吡美莫司的免疫抑制作用,说明书不建议免疫受损或免疫抑制患者使用吡美莫司乳膏或他克莫司软膏,但文献报道通过皮肤进入血液循环的药物十分有限。建议特殊情况下应结合临床,充分权衡获益和风险,在密切监测下谨慎使用。

(编写:复旦大学附属肿瘤医院)

(审核:哈尔滨医科大学附属肿瘤医院,郑州大学第一附属医院)

尼洛替尼　Nilotinib

1. 概述

BCR-ABL 酪氨酸激酶抑制剂,还可抑制 PDGFR、c-Kit 激酶,为口服片剂。尼洛替尼的相对生物利用度约为 50%,口服后 3h 达到峰浓度,当尼洛替尼与食物同服时比空腹条件下的峰浓度和 AUC 分别增加 112% 和 82%。与血浆蛋白的结合率约为 98%,平均表观消除半衰期约为 17h,平均表观清除率约为 29L/h。尼洛替尼主要经过肝脏 CYP3A4

代谢,93% 的代谢产物经粪便排泄,因此对于肾功能不全的患者不需要调整剂量。

2. 药物相互作用

尼洛替尼主要经过肝脏 CYP3A4 代谢,在体内研究中,当与强效 CYP3A4 抑制剂(见附录 1)联合使用时会使尼洛替尼的生物利用度增加从而导致药物相关不良反应增加(如 Q-T 间期延长),故应避免联用,若必需使用 CYP3A4 抑制剂,可考虑选用没有 CYP3A4 抑制作用或仅有弱效 CYP3A4 抑制作用的药物。当与强效 CYP3A4 诱导剂(见附录 2)联合使用时会减少尼洛替尼的暴露量从而降低药物的治疗效果,需避免联用,若必需使用 CYP3A4 诱导剂,可考虑改用具有弱效 CYP3A4 诱导作用的药物。

尼洛替尼与能够延长 Q-T 间期的药物(表 2-3-53)联合使用会增加患者室性心律失常的风险,与上述药物联用时需谨慎,可考虑使用替代方案,如必需联用,可定期监测心电图。

表 2-3-53　与尼洛替尼联用需谨慎的能延长 Q-T 间期的药物

药理分类	药物名称
抗菌药	阿奇霉素、克拉霉素、吉米沙星、莫西沙星、司帕沙星、左氧氟沙星
抗真菌药	泊沙康唑、伏立康唑、氟康唑
抗结核药	贝达喹啉、德拉马尼
抗疟药	氯喹、奎宁
抗抑郁药	艾司西酞普兰、丙米嗪、多塞平、氯米帕明、西酞普兰
抗精神病药	氨磺必利、奥氮平、氟哌啶醇、氯氮平、利培酮、硫利达嗪、匹莫齐特、齐拉西酮
抗组胺药	阿司咪唑
β- 受体阻滞药	索他洛尔
抗心律失常药	胺碘酮、丙吡胺、多非利特、决奈达隆、奎尼丁、普鲁卡因胺、伊布利特

药理分类	药物名称
血脂调节药	普罗布考
平喘药	特布他林
促胃肠动力药	多潘立酮、西沙必利
镇痛药	美沙酮
麻醉药	丙泊酚
抗肿瘤药	奥希替尼、达拉非尼、氟尿嘧啶、吉瑞替尼、仑伐替尼、莫博赛替尼、恩曲替尼、培唑帕尼、塞普替尼、塞瑞替尼、三氧化二砷、舒尼替尼、托瑞米芬、维莫非尼
止吐药	昂丹司琼
子宫收缩及引产药	卡贝缩宫素

尼洛替尼与安乃近、克拉屈滨、治疗用卡介苗合用会增加骨髓抑制的风险,故应避免联用。

在体外,尼洛替尼是 CYP3A4、CYP2C8、CYP2C9 和 CYP2D6 的竞争性抑制剂,当同时服用尼洛替尼和治疗指数较窄的上述酶的底物时,应注意监测。比如对于正在接受香豆素(CYP2C9 和 CYP3A4 的底物)治疗的患者,需增加对 INR 的监测。

尼洛替尼与环孢素联用时会使环孢素的血药浓度增加,联用时需密切监测环孢素的血药浓度和临床治疗效果,必要时可调整环孢素的剂量或增加给药间隔。当尼洛替尼与阿托伐他汀联用时会使阿托伐他汀的血药浓度升高,临床上需密切监测阿托伐他汀的不良反应(横纹肌溶解、肌病)。

体内研究发现尼洛替尼与口服咪达唑仑合用会增加后者的血药浓度,导致毒性增加,联用时可考虑使用较低剂量的咪达唑仑,密切监测其毒性(如镇静、呼吸抑制)。

尼洛替尼与质子泵抑制剂(如艾司奥美拉唑、兰索拉唑、奥美拉唑、泮托拉唑等)联合使用时可能会使尼洛替尼的血药浓度降低,若必需使用抑酸治疗,可改变治疗方式,比如在尼洛替尼治疗前 10h 或治疗后

2h 使用组胺 H_2 受体拮抗剂或在尼洛替尼治疗前 2h 或治疗后 2h 使用抗酸药。

尼洛替尼与奥拉帕利、氯氮平、去铁酮、5- 氨基水杨酸衍生物（奥沙拉秦、巴柳氮、柳氮磺吡啶、美沙拉秦）联用会增加骨髓抑制风险，与上述药物联用时需注意密切监测血常规。

尼洛替尼会增加吡美莫司和他克莫司的免疫抑制作用，说明书不建议免疫受损或免疫抑制患者使用他克莫司软膏或吡美莫司乳膏，但文献报道通过皮肤进入血液循环的药物十分有限。建议特殊情况下应结合临床，充分权衡获益与风险，在密切监测下谨慎使用。

（编写：复旦大学附属肿瘤医院）

（审核：哈尔滨医科大学附属肿瘤医院，郑州大学第一附属医院）

BTK 抑制剂

伊布替尼　Ibrutinib

1. 概述

小分子 BTK 抑制剂，为口服片剂。伊布替尼空腹服用的绝对生物利用度为 2.9%，口服给药的吸收中位 t_{max} 是 1~2h。与高脂高热量膳食［0.8-1kcal（1kcal=4.186kJ），50% 的膳食总热量来自脂肪］同服后伊布替尼的 C_{max} 增加 2~4 倍，AUC 增加约 2 倍。在体外与人血浆蛋白的结合率为 97.3%。分布容积（V_d）为 683L，稳态表观分布容积（$V_{d,ss}$/F）约为 10 000L。伊布替尼在空腹状态下和进食状态下的表观口服清除率分别为 2 000L/h 和 1 000L/h，消除半衰期为 4~6h。伊布替尼主要通过 CYP3A 代谢，一小部分通过 CYP2D6 代谢。伊布替尼主要经粪便排泄。

2. 药物相互作用

伊布替尼与其他可引起免疫抑制或骨髓抑制的药物联合使用，可致严重感染，应避免合用：安乃近、阿布昔替尼、巴瑞替尼、克拉屈滨、芦可替尼、那他珠单抗、托法替布、乌帕替尼、治疗用卡介苗等。

体外研究表明伊布替尼不是 P 糖蛋白（P-gp）或者乳腺癌耐药蛋白（BCRP）的底物。但采用临床剂量时伊布替尼可能会抑制 BCRP 和 P-gp 转运，因此和治疗指数窄的 P-gp 或 BCRP 底物类药物（地高辛或甲氨蝶呤)合用时会增加后者的血药浓度,故在伊布替尼给药前后至少6h内避免使用。

与强效CYP3A诱导剂联合使用会使伊布替尼的血药浓度降低90%,应避免与强效CYP3A诱导剂(见附录2)及圣约翰草合用,可考虑换用弱效CYP3A诱导的药品。伊布替尼主要通过CYP3A4酶代谢,与强效CYP3A抑制剂(见附录1)合用时会增加伊布替尼的血药浓度,可以考虑换用CYP3A抑制作用较弱的药品,若必须使用强效CYP3A抑制剂,可调整伊布替尼的剂量;与中效CYP3A抑制剂(见附录1)合用时会增加伊布替尼的血药浓度,血药浓度升高可能会增加药物相关毒性的风险,建议降低伊布替尼的剂量;与弱效CYP3A抑制剂合用时无需调整剂量,但需密切检测患者的毒性反应,必要时依从剂量调整指南进行调整。

伊布替尼亦可全身性抑制BCRP,增加BCRP介导肝脏外排药物的暴露量,如瑞舒伐他汀。

伊布替尼与奥拉帕利、氯氮平、去铁酮、5-氨基水杨酸衍生物(奥沙拉秦、巴柳氮、柳氮磺吡啶、美沙拉秦)联用会增加骨髓抑制风险,与上述药物联用时需注意密切监测血常规。

伊布替尼与地舒单抗、来氟米特、鞘氨醇-1-磷酸(S1P)受体调节剂(芬戈莫德、西尼莫德等)、伊奈利珠单抗合用会增加免疫抑制和感染风险,与上述药物联用时应加强监测。

有文献报道伊布替尼不应与非甾体抗炎药、鱼油、维生素E以及其他含阿司匹林的产品同时使用,不建议与维生素K拮抗剂(华法林)联用,会导致出血风险增加。

伊布替尼会增强抗凝药物(阿加曲班、比伐芦定、达比加群、磺达肝癸钠、利伐沙班、肝素等)的抗凝效果,联用时需密切监测凝血指标以及患者的出血症状和体征。

伊布替尼会增加吡美莫司和他克莫司的免疫抑制作用,说明书不建议免疫受损或免疫抑制患者使用他克莫司软膏或吡美莫司乳膏,但文献报道通过皮肤进入血液循环的药物十分有限。建议特殊情况下应结合临床,充分权衡获益与风险,在密切监测下谨慎使用。

近年来,有文献表明伊布替尼在体外对UDP葡萄糖醛酸基转移酶

(UGT)具有广泛的抑制作用,可能会带来潜在的相互作用风险。

(编写:复旦大学附属肿瘤医院)

(审核:哈尔滨医科大学附属肿瘤医院,郑州大学第一附属医院)

泽布替尼 Zanubrutinib

1. 概述

BTK 抑制剂,为口服片剂。泽布替尼口服吸收的中位达峰时间为 2h。泽布替尼与人血浆蛋白的结合率约为 94%,平均表观分布容积为 761L。泽布替尼主要经过肝脏 CYP3A4 代谢,代谢产物 87% 通过粪便排泄,8% 通过尿液排泄,根据群体药代学,泽布替尼在轻中度肾功能损伤患者中的药代动力学特征与正常患者无明显差异。单次口服泽布替尼 160mg 或 320mg 后,泽布替尼的平均半衰期为 2~4h,表观口服清除率(CL/F) 为 182L/h。

2. 药物相互作用

当泽布替尼与其他可引起免疫抑制或骨髓抑制的药物联合使用,可致严重感染,应避免合用:安乃近、阿布昔替尼、巴瑞替尼、克拉屈滨、芦可替尼、那他珠单抗、托法替布、乌帕替尼、治疗用卡介苗等。

泽布替尼主要通过 CYP3A4 酶代谢,当与中效 CYP3A 诱导剂(见附录 2)或强效 CYP3A 诱导剂(见附录 2)联合给药时会降低泽布替尼的暴露量,从而导致药物的疗效降低,临床上应避免合用,同时可考虑给予弱 CYP3A 诱导剂作为替代药物。当泽布替尼与中效 CYP3A 抑制剂(见附录 1)或强效 CYP3A 抑制剂(见附录 1)联合使用时会增加泽布替尼的暴露量从而导致药物相关毒性增加(如血液学毒性),故联合用药时可考虑降低泽布替尼的剂量:与强效 CYP3A 抑制剂合用时,可考虑将泽布替尼 160mg(每日 2 次)或 320mg(每日 1 次)的剂量降低至 80mg(每日 1 次);与中效 CYP3A 抑制剂合用时,可考虑将泽布替尼剂量减少至 80mg(每日 2 次)。

在转运系统,体外研究显示泽布替尼不是 BRCP 底物,是 P-gp 转运蛋白的弱底物。但泽布替尼在临床剂量下可能抑制 BRCP 和 P-gp,因此当泽布替尼与治疗窗窄的口服 P-gp 或 BRCP 底物(如地高辛、甲氨蝶呤)联合给药时可能会使后者血药浓度升高,故在使用时应加强监测,如果有条件可以进行血药浓度监测。泽布替尼不抑制肝摄取转运蛋白(OATP1B1 和 OATP1B3)或肾摄取转运蛋白。

泽布替尼与具有抗血小板特性的药物(阿司匹林、氯吡格雷、替格瑞洛,布洛芬、吲哚美辛、替罗非班、西酞普兰、氟西汀、依替巴肽等)或抗凝血药物(阿哌沙班、阿加曲班、达比加群酯、肝素、依诺肝素、那屈肝素钙、利伐沙班、华法林)同时合用时会增加出血并发症的风险,联合使用时应加强监测,如果发生任何级别的颅内出血,则应停止使用泽布替尼。

泽布替尼与地舒单抗、来氟米特、鞘胺醇 -1- 磷酸(S1P)受体调节剂(芬戈莫德、西尼莫德等)、伊奈利珠单抗合用会增加免疫抑制和感染风险,联用时应加强监测。

泽布替尼与奥拉帕利、氯氮平、去铁酮、5- 氨基水杨酸衍生物(奥沙拉秦、巴柳氮、柳氮磺吡啶、美沙拉秦)联用会增加骨髓抑制风险,与上述药物联用时需注意密切监测血常规。

泽布替尼会增加吡美莫司和他克莫司的免疫抑制作用,说明书不建议免疫受损或免疫抑制患者使用他克莫司软膏或吡美莫司乳膏,但文献报道通过皮肤进入血液循环的药物十分有限。建议特殊情况下应结合临床,充分权衡获益与风险,在密切监测下谨慎使用。

(编写:复旦大学附属肿瘤医院)
(审核:哈尔滨医科大学附属肿瘤医院,郑州大学第一附属医院)

PARP 抑制剂

奥拉帕利　Olaparib

1. 概述

聚 ADP- 核糖聚合酶(poly ADP-ribose polymerase,PARP)的抑制剂,包括 PARP1、PARP2 和 PARP3,为口服剂型。口服给药后,吸收迅速,1.5h 达到中位血浆峰浓度。300mg 单次给药后,奥拉帕利表观分布容积平均值为(158 ± 136)L,体外蛋白结合率约为 82%。与高脂饮食联合给药后,奥拉帕利的吸收速率(t_{max})延迟 2.5h。奥拉帕利 300mg 单次给药后,血浆终末半衰期平均值为(14.9 ± 8.2)h,表观血浆清除率为(7.4 ± 3.9)L/h。

在体外研究中,已证实 CYP3A4/5 是主要负责奥拉帕利代谢的酶,大多数代谢归因于氧化反应与产生的许多成分进行随后的葡糖苷酸或硫酸结合。奥拉帕利及其代谢产物经过肾脏和肝脏两条途径清除，大约 44% 的剂量通过尿液排出，42% 经粪便排出，大多数以代谢产物排泄。

2. 药物相互作用

体外研究证实奥拉帕利是 CYP3A 的抑制剂和诱导剂，也是 CYP2B6 的诱导剂。预测奥拉帕利在人体中是弱 CYP3A 抑制剂。是 UGT1A1、BCRP、OATP1B1、有机阳离子转运蛋白（OCT）1、OCT2、有机阴离子转运蛋白（OAT）3、多药和毒性化合物外排转运蛋白（MATE）1 和 MATE2K 的抑制剂。在体外研究中，奥拉帕利是外排性转运体 P-gp 的底物，并且会抑制 P-gp。

避免合并使用强效或中效 CYP3A 抑制剂（见附录 1），合用会导致本品血浆浓度升高而可能增加不良反应；避免合并使用强效或中效 CYP3A 诱导剂（见附录 2），合用会导致本品血浆浓度降低而可能减弱本品的疗效。

应避免与治疗用卡介苗联合使用，因奥拉帕利会降低其疗效。

与疫苗、免疫抑制剂或具有骨髓抑制的抗肿瘤药联合用药时应谨慎，应加强监测，必要时调整剂量或更换治疗药物。

（编写：郑州大学第一附属医院）

（审核：四川省肿瘤医院，辽宁省肿瘤医院）

尼拉帕利　Niraparib

1. 概述

聚 ADP- 核糖聚合酶，PARP-1 和 PARP-2 的抑制剂，为口服剂型。绝对生物利用度约为 73%。口服给药后，在 3h 内达血浆峰浓度（C_{max}）。血浆蛋白的结合率为 83.0%。平均表观分布容积（V_d/F）为 $(1\,220 \pm 1\,114)$L。日剂量 300mg 多次给药后，平均半衰期为 36h。在一项群体药代动力学分析中，癌症患者中尼拉帕利的表观总清除率（CL/F）为 16.2L/h。尼拉帕利主要通过羧酸酯酶（CES）代谢，形成其主要无活性代谢产物，这些代谢产物随后会发生葡糖苷酸化。单次口服放射性标记的尼拉帕利 300mg 后，21d 内尿液中回收到的给药剂量的平均百分比为 47.5%（范围 33.4%~60.2%），粪便中为 38.8%（范围 28.3%~47.0%）。在 6d 内采集的合并样本中，尿液和粪便中回收到的原型尼拉帕利分别占给药剂量的 11% 和 19%。

2. 药物相互作用

体外研究表明，尼拉帕利在体外是 CYP1A2 的弱诱导剂，是 BCRP 的弱抑制剂，是 MATE1 和 MATE2 的抑制剂。尼拉帕利与这些转运蛋白底物（例如二甲双胍）的药物联合给药时，不排除这些药物血浆浓度升高。尼拉帕利是羧酸酯酶的底物；是 P-gp 和 BCRP 的底物；其主要代谢产物 M1 是 MATE1 或 MATE2 的底物。

尼拉帕利会降低治疗用卡介苗的疗效，应避免联合使用。

尼拉帕利能够引起免疫抑制，避免同时使用一些引起免疫抑制的药物（如阿布昔替尼、巴瑞替尼、克拉屈滨），与另一些易引起免疫抑制药物（如来氟米特、地舒单抗、阿帕他胺）。尼拉帕利能够引起骨髓抑制，合并使用去铁酮时应加强监测、调整剂量或更换治疗药物。

他克莫司、吡美莫司有免疫抑制作用，说明书不建议免疫受损或免疫抑制患者使用他克莫司软膏或吡美莫司乳膏。但文献报道通过皮肤进入血液循环的药物十分有限。建议特殊情况下应结合临床，充分权衡获益和风险，在密切监测下谨慎使用。

（编写：郑州大学第一附属医院）

（审核：四川省肿瘤医院，辽宁省肿瘤医院）

氟唑帕利　　Fluzoparib

1. 概述

PARP 酶抑制剂，为口服剂型。高脂餐后给药，氟唑帕利的吸收速率明显延缓（血药浓度达峰时间由 3h 延长至 6h），但对氟唑帕利吸收程度没有明显影响（峰浓度 C_{max} 降低 19.8%，AUC 没有明显变化）。氟唑帕利 150mg 单次给药后，吸收较迅速，血药浓度中位达峰时间为 2.5h，平均血药峰浓度为（4.77 ± 1.21）μg/ml，每天给药两次，连续给药 13d 后，平均血药峰浓度为（8.45 ± 1.83）μg/ml。

150mg 氟唑帕利多次给药后平均末端消除半衰期约为（9.14 ± 2.38）h。尿液和粪便中的主要存在形式为原型药物和单氧化代谢产物。原型药物在尿中的排泄量分别占给药量的 15.8% 和 16.8%。群体药代动力学结果表明,血清白蛋白对清除率有显著影响,体重对分布容积有显著影响。血清白蛋白含量增加,氟唑帕利的清除率随之增大;受试者体重增加,氟唑帕利的分布容积随之增加。

2. 药物相互作用

在氟唑帕利治疗期间应避免合并使用强效或中效 CYP3A4 抑制剂(见附录 1),合用会导致本品血浆浓度升高而可能增加不良反应;应避免合用 CYP3A 强效诱导剂(见附录 2),合用会导致本品血浆浓度降低而可能减弱本品的疗效。

(编写:郑州大学第一附属医院)

(审核:四川省肿瘤医院,辽宁省肿瘤医院)

帕米帕利 Pamiparib

1. 概述

PARP 酶抑制剂,为口服剂型。首次给药后帕米帕利血浆暴露量随剂量成比例增加,稳态时观察到在有限的中国患者中 40mg 的暴露量与 60mg 接近。中国患者人群单剂量服用帕米帕利 60mg 后的几何平均 C_{max} 和 AUC_{0-12} 分别是 2 275.1ng/ml 和 16 841.5h·ng/ml。多次给药稳态的 C_{max} 和 AUC_{0-12} 分别是 5 251.5ng/ml 和 48 802.4h·ng/ml。帕米帕利口服给药后 1~2h 达到血浆峰浓度。摄入高脂早餐后服用帕米帕利 60 毫克吸收延迟,t_{max} 从 2h 延长至 7h。AUC_{0-inf} 和 C_{max} 分别降低 12% 和 41%,AUC 的降低无临床意义,进餐或空腹状态下均可服用帕米帕利。帕米帕利的人血浆蛋白结合率为 95.7%。60mg 每日两次给药,帕米帕利的表观分布容积大约为 37L。

帕米帕利主要由 CYP2C8 和 CYP3A 酶代谢。帕米帕利经尿液排泄,主要代谢途径包括氧化(脱氢)反应生成单氧化代谢物、过氧化代谢物,以及氧化葡糖苷酸、水合物和帕米帕利的加成产物。

帕米帕利消除的主要途径为肾脏排泄,平均 57.8% 的放射性标记给药通过肾脏排泄;次要途径为粪便排泄,放射性标记给药经粪便排泄的回收率均值为 26.9%。血浆中消除半衰期约为 13h。

2. 药物相互作用

帕米帕利的主要代谢途径涉及 CYP2C8 和 CYP3A 酶。一项研究强效 CYP3A 诱导剂利福平及强效 CYP3A 抑制剂伊曲康唑对本品作用的药物—药物相互作用的研究结果表明,与强效 CYP3A 诱导剂合并给药后,本品暴露量 AUC_{0-inf} 降低 43%。与强效 CYP3A 抑制剂伊曲康唑合并给药未改变本品的血浆暴露量,因此本品可以与 CYP3A 抑制剂合用,且无需调整剂量。未获得本品与 CYP2C8 抑制剂或诱导剂之间相互作用的数据。当帕米帕利与 CYP2C8 抑制剂和诱导剂合并给药时应谨慎。

帕米帕利不大可能是肠道外排转运蛋白 P-gp 和 BCRP、OATP1B1/1B3、肾摄取转运蛋白、有机阳离子转运蛋白(OCT)和有机阴离子转运蛋白(OAT)、OAT3 的抑制剂。

(编写:郑州大学第一附属医院)

(审核:四川省肿瘤医院,辽宁省肿瘤医院)

CDK4/6 抑制剂

哌柏西利　Palbociclib

1. 概述

细胞周期蛋白依赖性激酶(CDK)4 和 6 的抑制剂,为口服剂型。与禁食过夜后给药相比,哌柏西利与高脂食物同服时 AUC_{inf} 和 C_{max} 分别升高了 21% 和 38%,进食还显著降低了个体间和个体自身的哌柏西利暴露量差异。平均绝对生物利用度为 46%,体外血浆蛋白结合率为 85%,无浓度依赖性。

哌柏西利经由肝细胞进行广泛代谢,主要代谢途径是磺化和氧化,次要途径是葡萄糖苷酸化和酰化,体外研究表明主要参与代谢的酶为 CYP3A 和 SULT2A1。大部分以代谢物形式排泄。几何平均表观口服清除率(CL/F)为 63L/h,平均血浆消除半衰期为 28.8h。粪便(剂量的 74%)为主要排泄途径,尿中回收了 17% 的剂量。不是 OATP1B1 或 OATP1B3 的底物,对 OAT1、OAT3、OCT2、OATP1B1、OATP1B3 和胆盐输出泵活性的抑制作用较弱。

2. 药物相互作用

说明书建议避免与强效 CYP3A4 诱导剂（见附录 2）及圣约翰草合用，合用会导致本品血浆浓度降低而可能减弱本品的疗效；应避免与强效 CYP3A 抑制剂（见附录 1），合用会导致本品血浆浓度升高而可能增加不良反应；与治疗指数狭窄的敏感 CYP3A4 底物同时使用（如阿芬太尼、环孢素、双氢麦角胺、麦角胺、依维莫司、芬太尼、匹莫齐特、奎尼丁、西罗莫司和他克莫司）可能需要降低剂量。避免与夫西地酸（全身给药）合用，因为夫西地酸可能抑制 CYP3A4 酶介导的代谢。质子泵抑制剂可能会降低哌柏西利的疗效，应加强监测、调整剂量或更换治疗药物。

哌柏西利能够引起骨髓抑制，避免同时使用其他引起骨髓抑制的药物（如克拉屈滨、安乃近）；免疫能力改变的患者接种活疫苗的有效性和安全性可能受到影响，避免同时使用免疫抑制剂治疗用卡介苗。地舒单抗在绝经后乳腺癌患者中可能引起严重感染，哌柏西利作为免疫抑制剂，与地舒单抗合用时可能会增加感染风险，应加强监测、调整剂量或更换治疗药物。

他克莫司、吡美莫司有免疫抑制作用，说明书不建议免疫受损或免疫抑制患者使用他克莫司软膏或吡美莫司乳膏，但文献报道通过皮肤进入血液循环的药物十分有限。建议特殊情况下应结合临床，充分权衡获益和风险，在密切监测下谨慎使用。

（编写：四川省肿瘤医院）

（审核：中国医科大学第一附属医院）

阿贝西利　Abemaciclib

1. 概述

细胞周期蛋白依赖性激酶 4 和 6 的抑制剂，为口服剂型。高脂食物可使阿贝西利及其活性代谢产物的联合 AUC 升高 9%，C_{max} 升高 26%，但无临床意义，因此，空腹或进食的情况下服用均可。血浆蛋白结合率为 96%~98%。t_{max} 为 8h，平均绝对生物利用度约为 45%。几何平均全身分布容积约为 750L，分布至组织中。脑脊液中阿贝西利及其活性代谢产物的浓度与游离血浆浓度相当。主要通过 CYP3A4 代谢。平均血浆清除半衰期为 24.8h。粪便（剂量的 81%）为主要排泄途径，

3.4% 通过尿液排泄。

2. 药物相互作用

因阿贝西利会降低治疗用卡介苗的疗效,应避免联合使用。

说明书建议应避免与强效 CYP3A4 抑制剂(见附录 1)、诱导剂(见附录 2)及圣约翰草合用。

阿贝西利能够引起免疫抑制,避免同时使用导致免疫抑制的药物:如阿布昔替尼、芦可替尼、巴瑞替尼、克拉屈滨、乌帕替尼。

与其他易引起免疫抑制药物(如地舒单抗、来氟米特)合用时,可能需要改变治疗方案,或结合临床,充分衡量获益和风险,在密切监测下谨慎使用。

阿贝西利能够引起骨髓抑制,避免同时使用其他引起骨髓抑制的药物(如安乃近)。合用去铁酮时应加强监测、调整剂量或更换治疗药物。

阿贝西利抑制 OCT2、MATE1 和 MATE2-K,可能会与这些转运蛋白的临床相关底物(如多非利特、肌酐)发生体内相互作用。

他克莫司、吡美莫司有免疫抑制作用,说明书不建议免疫受损或免疫抑制患者使用他克莫司软膏或吡美莫司乳膏。文献报道局部使用他克莫司报道发生血药浓度升高(伴或不伴全身毒性)。建议特殊情况下应结合临床,充分衡量获益和风险,在密切监测下谨慎使用。

(编写:四川省肿瘤医院)

(审核:中国医科大学附属第一医院)

达尔西利 Dalpiciclib

1. 概述

细胞周期蛋白依赖性激酶 4 和 6 的抑制剂,为口服剂型。连续服药 7d,血药浓度基本达稳态。与氟维司群联用时,稳态下中位达峰时间为 4.0h,几何平均(CV%)峰浓度为 153ng/ml(40.8%),CV% 谷浓度为 79.2ng/ml(47.9%)。餐后口服达尔西利比空腹口服的 C_{max}、AUC_{0-t} 和 $AUC_{0-\infty}$ 分别升高 56.9%、38.6% 和 37.5%。考虑到安全性与暴露量,推荐空腹口服给药。达尔西利的平均人血浆蛋白结合率为 87.6%±0.781%,在 40~1 000ng/ml 浓度范围内无浓度依赖性。单次

口服 150mg 达尔西利,中位达峰时间约为 3.5h,CV% 表观分布容积为
5 230L(71.2%),CV% 消除半衰期为 51.4h(23.2%),CV% 表观清除率为
70.5L/h(51.9%)。单次口服 150mg [^{14}C] 达尔西利,放射性物质的平均
总回收率可达 94.6%,其中粪便排泄占给药剂量的 71.9%,尿液排泄占
给药剂量的 22.7%。

体外研究表明 CYP3A4 是达尔西利人肝微粒体代谢产物生成的
主要途径,CYP2C9 和 CYP2C8 也介导了部分代谢反应。达尔西利对
CYP1A2、CYP2B6、CYP2C8、CYP2C9、CYP2C19、CYP2D6 和 CYP3A
无明显直接抑制作用。达尔西利对 CYP3A 有还原型辅酶Ⅱ(NADPH)
依赖性的时间依赖性抑制作用。体外酶诱导试验显示,达尔西利对
CYP1A2、CYP2B6 和 CYP3A4 无明显诱导作用。

达尔西利原型药物在血浆、尿液和粪便中均是主要药物相关物质。
体内主要代谢途径包括氧化、葡萄糖醛酸结合以及硫酸结合。体内研
究表明,单次口服 150mg [^{14}C] 达尔西利,尿液中放射性物质的平均总
回收率可达 94.6%,其中粪便排泄占给药剂量的 71.9%,尿液排泄占
给药剂量的 22.7%。

2. 药物相互作用

达尔西利治疗期间,应避免合并使用 CYP3A4 强效抑制剂(见附
录 1)及诱导剂(见附录 2)。

如合并使用 CYP3A4 中效抑制剂(见附录 1)或诱导剂(见附录 2),
可能会增加或降低达尔西利的暴露量,应密切监测,必要时调整剂量或
更换治疗药物。

达尔西利是 P-gp 底物;对 P-gp 和 BCRP 有一定抑制作用,与 P-gp
底物类药品(如地高辛、达比加群、非索非那定)或 BCRP 底物类药品
(如瑞舒伐他汀、柳氮磺吡啶)合并使用或可增加它们的暴露量。

体外研究表明,达尔西利在体内存在抑制 OATP1B1、OATPIB3 和
MATE1 的风险,与 OATP1B1/OATP1B3 底物类药品(如普伐他汀、瑞格
列奈、格列本脲)或 MATE1 底物类药品(如二甲双胍)合并使用或可增
加它们的暴露量。

(编写:四川省肿瘤医院)

(审核:中国医科大学附属第一医院)

瑞波西利　Ribociclib

1. 概述

CDK4 和 CDK6 的抑制剂,为口服剂型。与空腹状态相比,单次口服 600mg 瑞波西利时同时食用高脂高热量膳食对其吸收速率和吸收程度没有影响,因此可伴或不伴食物服用。健康受试者在单次口服 600mg 瑞波西利后的绝对生物利用度的几何平均比率为 65.8%。每日一次重复给药,一般在给药 8d 后达到稳态,几何平均蓄积比为 2.51(范围:0.972~6.400)。体外血浆蛋白的结合率约为 70%,且与浓度无关(10~10 000ng/ml),稳态表观分布容积(V_{ss}/F)为 1 090L。在晚期癌症患者中,600mg 剂量下的稳态时几何平均血浆有效半衰期为 32.0h(63%CV),几何平均表观口服清除率(CL/F)为 25.5L/h(66%CV)。在健康受试者研究中,600mg 剂量下的瑞波西利的几何平均血浆终末半衰期范围为 29.7~54.7h,几何平均 CL/F 范围为 39.9~77.5L/h。

主要通过 CYP3A4 进行广泛的肝脏代谢,主要代谢途径涉及氧化[脱烷基化、C 和 / 或 N- 氧化、氧化(-2H)]及其中各种代谢途径的不同组合。主要通过粪便消除,肾脏消除量很少。6 例健康男性受试者单次口服[^{14}C]瑞波西利后,在 21d 内回收到的剂量占总放射性剂量的 91.7%;粪便是主要的排泄途径(69.1%),在尿液中回收到的剂量占 22.6%。

2. 药物相互作用

应尽量避免与强效 CYP3A 抑制剂(见附录 1)合用,如果必须与强效 CYP3A 抑制剂合用,应降低瑞波西利剂量至 200mg;停用强效抑制剂 5 个消除半衰期后,瑞波西利剂量恢复至原剂量;与弱效 CYP3A 抑制剂联用时,应监测患者的 ADR。

不得与 CYP3A 强效诱导剂(见附录 2)及圣约翰草联用。

瑞波西利通过 CYP3A 代谢,可增加以下药物血药浓度,避免与这些药物合用,包括但不限于:夫西地酸、布地奈德(局部)、福沙匹坦、多柔比星、尼索地平、伊伐布雷定。

与治疗指数窄的 CYP3A 底物联用时,瑞波西利有可能增加这些药物的暴露量,需谨慎。可能需要降低治疗指数窄的 CYP3A 底物的药物剂量,包括但不限于环孢素、双氢麦角胺、麦角胺、依维莫司、芬太尼、匹莫齐特、奎尼丁、西罗莫司和他克莫司。

应避免与已知有可能延长 Q-T 间期的药品联用。如抗心律失常药,包括但不限于胺碘酮、丙吡胺、普鲁卡因胺、奎尼丁和索他洛尔;已知可延长 Q-T 间期的其他药品,包括但不限于氯喹、克拉霉素、环丙沙星、左氧氟沙星、阿奇霉素、氟哌啶醇、美沙酮、莫西沙星、苄普地尔、匹莫齐特和昂丹司琼;可增强 QTc 延长作用的药品,如多潘立酮、恩曲替尼、他莫昔芬。

与阿伐替尼、阿普唑仑、咪达唑仑、三唑仑、西洛他唑、秋水仙碱、达泊西汀、溴隐亭、奥拉帕利、司美替尼、西罗莫司、索立德吉、托伐普坦、维奈克拉合用时,可能增加以上药物血药浓度,必要时可调整治疗方案,或结合临床,充分衡量获益和风险,在密切监测下谨慎使用。

瑞波西利降低治疗用卡介苗的疗效,应避免联合使用。

瑞波西利能够引起免疫抑制,避免同时使用引起免疫抑制的药物,如阿布昔替尼、巴瑞替尼、克拉屈滨、乌帕替尼、托法替尼、溴夫定。与其他易引起免疫抑制药物,如地舒单抗、来氟米特合用时,可能需要改变治疗方案,或结合临床,充分衡量获益和风险,在密切监测下谨慎使用。

他克莫司、吡美莫司有免疫抑制作用,说明书不建议免疫受损或免疫抑制患者使用他克莫司软膏或吡美莫司乳膏。但文献报道通过皮肤进入血液循环的药物十分有限。建议特殊情况下应结合临床,充分衡量获益和风险,在密切监测下谨慎使用。

(编写:四川省肿瘤医院)

(审核:中国医学科学院肿瘤医院)

其　他

来那度胺　Lenalidomide

1. 概述

沙利度胺的类似物,具有免疫调节、抗血管生成和抗肿瘤特性,为口服剂型。来那度胺口服给药后吸收迅速,多发性骨髓瘤(multiple myeloma,MM)、骨髓增生异常综合征(myelodysplastic syndrome,MDS)、套细胞淋巴瘤(mantle cell lymphoma,MCL)患者单次或多次给药后,0.5~6h 可达到最大血药浓度。在健康受试者中,来那度胺与高脂餐同服可降低吸收程度,AUC 下降 20%,血浆药物峰浓度(C_{max})下降 50%。体外实验中,来那度胺与血浆蛋白的结合率约为 30%。来那度胺在健康人群中的平均半衰期为 3h,在 MM、MDS、MCL 患者中的平均半衰期为 3~5h,来那度胺不经过细胞色素 P450 酶代谢。来那度胺主要通过肾脏消除,其中肾脏的清除率大于肾小球滤过率,对于肾功能不全的患者,需要根据肌酐清除率调整来那度胺的给药剂量。

2. 药物相互作用

来那度胺与巴瑞替尼、培塞利珠单抗、托法替布、芦可替尼等联用会导致严重感染,应避免联用。

来那度胺会降低治疗用卡介苗的治疗效果,应避免联用。

对于接受来那度胺治疗复发难治多发性骨髓瘤的患者,应避免联合使用帕博利珠单抗。

吡美莫司和他克莫司会增加来那度胺的免疫抑制作用,说明书建议避免联用,但文献表明吡美莫司和他克莫司软膏通过皮肤进入血液循环的药物有限,建议特殊情况下应结合临床,充分权衡获益和风险,在密切监视下谨慎使用。

说明书中提到地塞米松对来那度胺的药动药代无临床意义的影响。但文献表明全身使用地塞米松会增加来那度胺血栓形成风险,合用时需注意密切监测,也可考虑预防性使用抗凝药物。

来那度胺会使地高辛的血浆暴露量升高约 14%,故两药联用时需密切监测地高辛的血药浓度。

来那度胺与他汀类药物合用时,会增加横纹肌溶解的风险,在前几周的治疗中需要加强临床和实验室指标的监测。

(编写:复旦大学附属肿瘤医院)

(审核:四川省肿瘤医院,郑州大学第一附属医院)

伊沙佐米 Ixazomib

1. 概述

可逆性蛋白酶体抑制剂,为口服剂型。伊沙佐米口服给药后 1h 血浆浓度达到峰值,口服平均绝对生物利用度为 58%。对单剂量(4mg)的患者进行食品效果研究显示,高脂饮食可使伊沙佐米的 AUC 降低 28%,峰浓度降低 69%。伊沙佐米与血浆蛋白的结合率为 99%,其稳态分布容积为 543L。伊沙佐米主要经多种 CYP 酶代谢和非 CYP 蛋白代谢。伊沙佐米的全身清除率约为 1.86L/h,终末半衰期为 9.5d。伊沙佐米单次口服给药后 62% 经尿液排泄,22% 经粪便排泄,对于肾功能正常的患者以及轻中度肾功能损害的患者,无须调整伊沙佐米的给药剂量。

2. 药物相互作用

伊沙佐米与强效 CYP3A4 诱导剂(见附录 2)及圣约翰草联合使用时,会使伊沙佐米的血药浓度下降从而降低治疗效果,应避免联用。

安乃近、克拉屈滨会增加伊沙佐米的骨髓抑制作用,应避免联用。

伊沙佐米会降低治疗用卡介苗的疗效,应避免联用。

当伊沙佐米与其他具有骨髓抑制作用的药物奥拉帕利、氯氮平、去铁酮、5- 氨基水杨酸衍生物(奥沙拉秦、巴柳氮、柳氮磺吡啶、美沙拉秦)同时服用时,需加强监测,定期复查血常规。

伊沙佐米与中效 CYP3A4 诱导剂(见附录 2)联合使用时,会使伊沙佐米的血药浓度下降,两药联用时应加强监测。

当伊沙佐米与地塞米松联合给药时,会导致口服激素避孕药的治疗效果降低,使用激素避孕的女性还需采用屏障避孕。

(编写:复旦大学附属肿瘤医院)

(审核:四川省肿瘤医院,郑州大学第一附属医院)

西达本胺 Chidamide

1. 概述

苯酰胺类组蛋白去乙酰化酶(HDAC)抑制剂,为口服剂型。单次餐后口服 30mg 西达本胺后体内的达峰时间(t_{max})约为 4h,血浆药物峰浓度(C_{max})为60ng/ml,终末消除半衰期为17h。体内研究发现,标准饮食30min后服用西达本胺发现平均血浆暴露量高于空腹服用患者的2.3倍,同时可以缓解部分患者因药物对胃肠道产生的刺激,因此,推荐餐后30min服用。西达本胺在体内分布广泛,体外研究结果显示,在20~150ng/ml浓度范围内,西达本胺与人血浆蛋白的结合率为89.1%~99.3%。西达本胺的代谢途径有两种,分别为不同位置的单氧化和酰胺键水解,代谢产物主要经尿液和粪便排泄,对于轻度肾功能不全的患者无需调整剂量,中重度患者需谨慎服用。

2. 药物相互作用

体内外研究未发现西达本胺与其他药物存在相互作用。

（编写：复旦大学附属肿瘤医院）

（审核：四川省肿瘤医院,郑州大学第一附属医院）

依维莫司　Everolimus

1. 概述

哺乳动物雷帕霉素靶蛋白(mammalian target of rapamycin,mTOR)选择性抑制剂,口服剂型。口服依维莫司后1~2h达到浓度峰值,每日一次给药后,于两周内达到稳态,该药吸收不受食物影响,血浆蛋白结合率均为约74%。经CYP3A4代谢,主要经粪便排出(80%),少量经尿排泄(5%),平均消除半衰期约30h。

2. 药物相互作用

避免合用同为CYP3A4和P-gp强效抑制剂的药物,这类药物会升高依维莫司的血药浓度,如克拉霉素、奈玛特韦/利托那韦、利托那韦、伊曲康唑、泊沙康唑等。避免合用CYP3A4强抑制剂,如茚地那韦、伏立康唑等;如必须合用,应调整依维莫司的剂量方案,并加强监测。

避免合并使用CYP3A4强效诱导剂,这类药物会降低依维莫司的血药浓度,影响依维莫司的疗效,如苯妥英、苯巴比妥、卡马西平、利福平、利福布汀、利福喷丁等;如必须合用,应调整给药方案并加强监测。

与其他引起免疫抑制或骨髓抑制的药物联合使用,可导致严重感染,应避免合用:阿布昔替尼、巴瑞替尼、克拉屈滨、芦可替尼、托法替布、乌帕替尼、治疗用卡介苗、溴夫定等。合用以下药物时,可能会增加免疫抑制效应和感染机会,建议加强监测,必要时调整合并药物的剂量:去铁酮、来氟米特、地舒单抗等。

谨慎合用 CYP3A4 和 / 或 P-gp 中效抑制剂,如阿瑞匹坦、红霉素、氟康唑、维拉帕米、地尔硫䓬、环孢素等。

说明书不建议免疫受损或免疫抑制患者使用他克莫司软膏或吡美莫司乳膏,但文献报道通过皮肤进入血液循环的药物十分有限。建议特殊情况下应结合临床,充分权衡获益和风险,在密切监测下谨慎使用。

(编写:北京医院)
(审核:哈尔滨医科大学附属肿瘤医院,复旦大学附属肿瘤医院)

度维利塞 Duviriser

1. 概述

磷脂酰肌醇 3- 激酶(PI3K)抑制剂,为口服剂型。度维利塞口服绝对生物利用度约为 42%,服药后中位达峰时间(t_{max})为 1~2h。血浆蛋白结合率大于 98%,稳态表观分布容积为 28.5L。终末消除半衰期均值为 4.7h,主要由 CYP3A4 代谢,79% 从粪便中排出,14% 从尿液中排出。

2. 药物相互作用

由于度维利塞主要由 CYP3A4 代谢,因此 CYP3A4 强效诱导剂(如利福平)可降低度维利塞的血药浓度,从而影响度维利塞疗效,因此应避免联用。同时,度维利塞为 CYP3A4 中度抑制剂,可能会增加以下药物的体内血药浓度,建议避免合用:阿瑞匹坦、福沙匹坦、多潘立酮、伊伐布雷定、奥布替尼等。

与其他引起免疫抑制或骨髓抑制的药物联合使用,可导致严重感染,应避免合用(表 2-3-54)。

与表 2-3-55 中药物合用时,建议加强监测,必要时调整药物的剂量。其中度维利塞与 CYP3A4 强效抑制剂(如酮康唑)联用,必要时可考虑调整度维利塞的剂量;合用去铁酮、来氟米特、地舒单抗等,可能会增加免疫抑制效应和感染机会,必要时调整并用药物的剂量;合用表 2-3-55 中其他药物,必要时可调整并用药物的剂量。

表 2-3-54　避免与度维利塞合用的药物

药理分类	药物名称
抗结核药	利福平
抗病毒药	溴夫定
治疗慢性心功能不全的药物	伊伐布雷定
促胃肠动力药及止吐药和催吐药	阿瑞匹坦、多潘立酮、福沙匹坦
免疫抑制药	巴瑞替尼、托法替布、乌帕替尼
抗肿瘤药	奥布替尼、克拉屈滨、芦可替尼、治疗用卡介苗
皮肤科用药	阿布昔替尼

表 2-3-55　谨慎与度维利塞合用的药物

药理分类	药物名称
抗真菌药	酮康唑
抗痛风药	秋水仙碱
镇静药、催眠药和抗惊厥药	咪达唑仑
抗震颤麻痹药	溴隐亭
抗精神病药	鲁拉西酮
麻醉药及其辅助用药	阿芬太尼、芬太尼
抗凝血药	西洛他唑
抗贫血药	去铁酮
主要作用于泌尿系统的药物	阿伐那非、托伐普坦
主要作用于生殖系统和泌乳功能的药物	达泊西汀、伐地那非
免疫抑制药	来氟米特、西罗莫司

续表

药理分类	药物名称
抗肿瘤药	阿伐替尼、艾伏尼布、奥拉帕利、布格替尼、莫博赛替尼、塞普替尼、索立德吉、维奈克拉、伊布替尼、泽布替尼
抗戈谢病药	艾格司他
抗骨质疏松药	地舒单抗

（编写：北京医院）

（审核：哈尔滨医科大学附属肿瘤医院，复旦大学附属肿瘤医院）

参考文献（药品说明书除外）

第四章　抗体类靶向药物

CD20 靶向药物

利妥昔单抗　Rituximab

1. 概述

抗 CD20 单抗,为注射剂型。单剂或多剂利妥昔单抗、单药或与 CHOP(环磷酰胺、多柔比星、长春新碱、强的松)联合治疗的非霍奇金淋巴瘤患者的群体药代动力学分析结果显示,非特异性清除率(CL_1)、可能受 B 细胞或肿瘤负荷影响的特异性清除率(CL_2)以及中央室分布容积(V_1)的典型人群估计值分别为 0.14L/d、0.59L/d 和 2.7L。利妥昔单抗的中位终末消除半衰期估计值为 22d(范围: 6.1~52d)。慢性淋巴细胞白血病患者经静脉滴注给予利妥昔单抗,第 1 疗程剂量为 375mg/m²,后续每个疗程剂量增加至 500mg/m²,以 500mg/m² 剂量第 5 次输注后,C_{max} 平均值(n=15)为 408μg/ml(范围: 97~764μg/ml)。

2. 药物相互作用

与其他引起免疫抑制或骨髓抑制的药物联合使用,可导致严重感染,应避免合用: 如阿布昔替尼,贝利尤单抗,戈利木单抗,培塞利珠单抗,托法替布,托珠单抗,乌帕替尼,依那西普,英夫利昔单抗,芦可替尼,治疗用卡介苗、安乃近、克拉屈滨。

利妥昔单抗会增加吡美莫司乳膏或他克莫司软膏的免疫抑制作用,说明书不建议免疫受损或免疫抑制患者使用吡美莫司乳膏或他克莫司软膏。但文献报道通过皮肤进入血液循环的药物十分有限。建议特殊情况下应结合临床,充分权衡获益和风险,在密切监测下谨慎使用。

与奥拉帕利、氯氮平、去铁酮、5- 氨基水杨酸衍生物(奥沙拉秦、美沙拉秦、巴柳氮、柳氮磺吡啶)联用,增加骨髓抑制风险,联用时应加强监测。

利妥昔单抗与奥法妥木单抗、地舒单抗、来氟米特、鞘氨醇 -1- 磷酸

(S1P)受体调节剂(芬戈莫德、西尼莫德等)、伊奈利珠单抗合用,会增加免疫抑制效应和感染风险,应加强监测。

(编写:江西省肿瘤医院)

(审核:江苏省人民医院,四川省肿瘤医院)

奥妥珠单抗 Obinutuzumab

1. 概述

抗 CD20 单抗,为注射剂型。基于群体药代动力学模型,在惰性非霍奇金淋巴瘤(iNHL)患者中,中位 C_{max} 估计值为 539.3μg/ml,AUC(τ)值为 10 956μg/(ml·d)。奥妥珠单抗静脉滴注后,中央室分布容积约为 2.72L,接近血清容积,表明药物的分布很大程度受限于血浆和细胞间液。抗体大多经分解代谢途径进行清除,但目前尚未直接研究奥妥珠单抗的代谢情况。在 iNHL 患者中奥妥珠单抗的清除率约为 0.08L/d,中位消除时间为 36.8d。

2. 药物相互作用

当奥妥珠单抗与其他可引起免疫抑制或骨髓抑制的药物联合使用时,可致严重感染,应避免联用:如安乃近、阿布昔替尼、巴瑞替尼、克拉屈滨、芦可替尼、那他珠单抗、托法替布、乌帕替尼、治疗用卡介苗等。

当与氨磷汀联合使用时,因奥妥珠单抗会增加氨磷汀的降压效果,故两药联用时临床上应加强监测。当以推荐的化疗剂量使用氨磷汀时,奥妥珠单抗应在给药前 24h 停用,以避免输注期间或输注后立即出现过度低血压。

奥妥珠单抗会增加度洛西汀的降压效果,临床上应密切监测患者是否存在体位性低血压或晕厥。

为了最大限度地减少输注奥妥珠单抗期间或输注后立即发生过度低血压的风险,临床医生应考虑暂时停用可以降低血压的药物(氨氯地平、卡托普利、美托洛尔、厄贝沙坦、维拉帕米、硝普钠、坦索罗辛、胺碘酮等),从输注前 12h 开始,一直持续到输注后 1h,直到患者血压稳定。

奥妥珠单抗会增加奥拉帕利、氯氮平、去铁酮、5- 氨基水杨酸衍生物(奥沙拉秦、美沙拉秦、巴柳氮、柳氮磺吡啶)的骨髓抑制风险,两药联用时需注意密切监测血常规。

　　奥妥珠单抗会增加奥法妥木单抗、地舒单抗、来氟米特、鞘氨醇-1-磷酸（S1P）受体调节剂（芬戈莫德、西尼莫德等）、伊奈利珠单抗的免疫抑制和感染风险，联用时应加强监测。

　　抗凝药物（阿加曲班、阿哌沙班、艾多沙班、比伐芦定、达比加群、华法林、肝素、利伐沙班、依诺肝素等）可能会增加奥妥珠单抗严重相关出血事件的风险，联合用药期间应密切监测患者的出血症状，在治疗前后需监测血小板计数。

　　奥妥珠单抗可能会增加去氨加压素的低钠血症作用，故联用时需加强监测血清钠水平、水中毒以及低钠血症。

　　当与有降压作用的草药（橄榄叶、小檗碱、金丝桃、木槿、亚麻籽油、藏红花等）联用时，需密切监测血压是否存在过度下降。

　　与匹莫莫德联合使用时，奥妥珠单抗会降低匹多莫德的治疗效果，两药联用时需密切监测匹多莫德的临床药效。

　　奥妥珠单抗会增加吡美莫司和他克莫司的免疫抑制作用，说明书不建议免疫受损或免疫抑制患者使用他克莫司软膏或吡美莫司乳膏。但文献报道通过皮肤进入血液循环的药物十分有限。建议特殊情况下应结合临床，充分权衡获益与风险，在密切监测下谨慎使用。

（编写：复旦大学附属肿瘤医院）

（审核：江苏省人民医院，郑州大学附属第一医院）

瑞帕妥单抗　Ripertamab

1. 概述

　　抗 CD20 单抗，为注射剂型。既往接受过治疗的非霍奇金淋巴瘤患者，每周接受一次瑞帕妥单抗静脉注射，连续滴注 4 周，随着给药剂量的增加，瑞帕妥单抗的 C_{max}、药时曲线下面积 AUC、消除半衰期均有增加的趋势。瑞帕妥单抗在体内清除与患者基线肿瘤负荷和外周血 $CD19^+/CD20^+B$ 细胞计数呈负相关。38 例经治疗获得完全缓解的 CD20 阳性 B 细胞 NHL 患者，接受瑞帕妥单抗 $375mg/m^2$ 静脉输注单次给药，平均 C_{max} 为 219.2μg/ml，平均清除半衰期为 486.7h。

2. 药物相互作用

目前没有关于瑞帕妥单抗药物相互作用的报道。

（编写：复旦大学附属肿瘤医院）

（审核：江苏省人民医院，郑州大学附属第一医院）

CD38 靶向药物

达雷妥尤单抗　Daratumumab

1. 概述

抗 CD38 单抗，为注射剂型。静脉滴注时，本药在单用 1~24mg/kg（推荐剂量的 0.06~1.5 倍）或联用 1~16mg/kg（推荐剂量的 0.06~1 倍）的剂量范围内，曲线下面积（AUC）以高于与剂量成正比的方式增加。按推荐的静脉滴注方案（剂量为 16mg/kg），在每周给药周期结束时，平均血药峰浓度（C_{max}）为（915 ± 410.3）μg/ml，约为首次滴注后的 2.9 倍。单用时，约 5 个月（进入每 4 周 1 次给药期）达稳态。根据群体药动学分析，与非特异性线性消除相关的半衰期均值为（18 ± 9）d；联合治疗中，与线性清除率相关的终末半衰期估计值平均为 15~24d。

2. 药物相互作用

当达雷妥尤单抗与其他可引起免疫抑制或骨髓抑制的药物联合使用时，可致严重感染，应避免联用：如安乃近、阿布昔替尼、巴瑞替尼、克拉屈滨、芦可替尼、那他珠单抗、托法替布、乌帕替尼、治疗用卡介苗等。

达雷妥尤单抗会增加奥拉帕利、氯氮平、去铁酮、5- 氨基水杨酸衍生物（奥沙拉秦、美沙拉秦、巴柳氮、柳氮磺吡啶）的骨髓抑制风险，两药联用时需注意密切监测血常规。

达雷妥尤单抗会增加奥法妥木单抗、地舒单抗、来氟米特、鞘胺醇 -1- 磷酸（S1P）受体调节剂（芬戈莫德、西尼莫德等）、伊奈利珠单抗的免疫抑制和感染风险，联用时应加强监测。

与匹多莫德联合使用时，达雷妥尤单抗会降低匹多莫德的治疗效果，两药联用时需密切监测匹多莫德的临床疗效。

达雷妥尤单抗会增加吡美莫司和他克莫司的免疫抑制作用，说明书不建议免疫受损或免疫抑制患者使用他克莫司软膏或吡美莫司乳膏。

但文献报道通过皮肤进入血液循环的药物十分有限。建议特殊情况下应结合临床,充分权衡获益与风险,在密切监测下谨慎使用。

（编写：复旦大学附属肿瘤医院）

（审核：江苏省人民医院,郑州大学附属第一医院）

CD3/CD19 靶向药物

贝林妥欧单抗 Blinatumomab

1. 概述

CD3、CD19 双特异性抗体药物,为注射剂型。贝林妥欧单抗连续静脉滴注后,1d 内可达到稳态血清浓度 (C_{ss}),并随时间推移保持稳定。持续静脉滴注后,估计的末端相平均分布容积为 4.35L。贝林妥欧单抗可能通过分解代谢途径降解为小肽和氨基酸。在临床研究中,接受贝林妥欧单抗的患者连续静脉滴注的系统平均清除率为 (3.11 ± 2.98) L/h。平均半衰期为 (2.10 ± 1.41) h。在测试的临床剂量下,尿液中排泄的贝林妥欧单抗量可忽略不计。

2. 药物相互作用

贝林妥欧单抗与其他可引起免疫抑制或骨髓抑制的药物联合使用时,可致严重感染,应避免联用:如安乃近、阿布昔替尼、巴瑞替尼、克拉屈滨、芦可替尼、那他珠单抗、托法替布、乌帕替尼、治疗用卡介苗等。

贝林妥欧单抗与白消安联合使用使白消安的血药浓度升高,从而增加其不良反应发生的风险,两药联用需密切监测不良反应同时可调整白消安的给药剂量。

贝林妥欧单抗会增加奥拉帕利、氯氮平、去铁酮、5-氨基水杨酸衍生物(奥沙拉秦、美沙拉秦、巴柳氮、柳氮磺吡啶)的骨髓抑制风险,两药联用时需注意密切监测血常规。

贝林妥欧单抗会增加奥法妥木单抗、地舒单抗、来氟米特、鞘胺醇-1-磷酸(S1P)受体调节剂(芬戈莫德、西尼莫德等)、伊奈利珠单抗的免疫抑制和感染风险,联用时应加强监测。

与匹多莫德联合使用时,贝林妥欧单抗会降低匹多莫德的治疗效果,两药联用时需密切监测匹多莫德的临床疗效。

贝林妥欧单抗会增加吡美莫司和他克莫司的免疫抑制作用,说明书不建议免疫受损或免疫抑制患者使用他克莫司软膏或吡美莫司乳膏。但文献报道通过皮肤进入血液循环的药物十分有限。建议特殊情况下应结合临床,充分权衡获益与风险,在密切监测下谨慎使用。

(编写:复旦大学附属肿瘤医院)

(审核:江苏省人民医院,郑州大学附属第一医院)

CD30 靶向药物

维布妥昔单抗 Brentuximab Vedotin

1. 概述

维布妥昔单抗是一种抗体偶联药物(antibody-drug conjugate,ADC),为注射剂型。抗体为抗 CD30 的嵌合 IgG1,小分子甲基澳瑞他汀 E(Monomethyl auristatin E,MMAE)是微管破坏剂,MMAE 通过连接物共价结合到抗体上。

维布妥昔单抗 1.8mg/kg 单次给药后,C_{max} 和 AUC 分别约为 31.98μg/ml 和 79.41μg/(ml·d);主要代谢产物是 MMAE,MMAE 的 C_{max}、AUC 和 t_{max} 中位数分别约为 4.97ng/ml、37.03ng/(ml·d) 和 2.09d。多剂量给药后,MMAE 暴露量为首剂给药后暴露量的 50%~80%。ADC 的平均稳态分布体积为(6~10L)。在体外,MMAE 与人血浆蛋白的结合率为 68%~82%。MMAE 不太可能被高蛋白结合率的药物置换。维布妥昔单抗释放 MMAE 后,仅很小比例的 MMAE 发生代谢。ADC 通过分解作用被消除,其 CL 和半衰期分别为 1.457L/d 和 4~6d。MMAE 的消除受 ADC 释放率的限制,通常表观 CL 和半衰期分别为 19.99L/d 和 3~4d。患者接受单剂量维布妥昔单抗(1.8mg/kg)后,约 24% 给药总剂量的 MMAE 在 1 周内由尿液和粪便回收。在回收的 MMAE 中,约 72% 通过粪便回收,28% 通过尿液回收。

MMAE 是 CYP3A4 及 P-gp 底物,可能是 CYP2D6 底物。体外数据显示,MMAE 代谢主要通过 CYP3A4/5 氧化,MMAE 远高于临床使用浓度的条件下仅抑制 CYP3A4/5。

2. 药物相互作用

维布妥昔单抗作为 CYP3A4 底物的高风险抑制剂,当与夫西地酸(全身性)使用时,存在相互抑制的风险,因而会使维布妥昔单抗或夫西地酸的血药浓度升高,从而增加不良反应的发生率,故应避免联用。

当维布妥昔单抗与其他可引起免疫抑制或骨髓抑制的药物联合使用时,可致严重感染,应避免联用:如安乃近、阿布昔替尼、巴瑞替尼、克拉屈滨、芦可替尼、那他珠单抗、托法替布、乌帕替尼、治疗用卡介苗等。

维布妥昔单抗与博来霉素联合使用会增加博来霉素肺毒性的风险,故应避免联用。

氯法齐明会增加维布妥昔单抗的血清浓度,两药联用时需要密切监测不良反应。

CYP3A4 强效诱导剂(见附录 2)及圣约翰草会减少维布妥昔单抗(确切来说是 MMAE)的血药浓度,从而降低其治疗效果,联合使用时需注意监测临床效果。当与 CYP3A4 强效抑制剂(见附录 1)联用时,会使维布妥昔单抗(确切来说是 MMAE)的血药浓度升高,从而增加不良反应发生率,联用时需注意监测不良反应。

维布妥昔单抗会增加奥拉帕利、氯氮平、去铁酮、5-氨基水杨酸衍生物(奥沙拉秦、美沙拉秦、巴柳氮、柳氮磺吡啶)的骨髓抑制风险,两药联用时需注意密切监测血常规。

维布妥昔单抗会增加奥法妥木单抗、地舒单抗、来氟米特、鞘氨醇-1-磷酸(S1P)受体调节剂(芬戈莫德、西尼莫德等)、伊奈利珠单抗的免疫抑制和感染风险,联用时应加强监测。

与匹多莫德联合使用时,维布妥昔单抗会降低匹多莫德的治疗效果,两药联用时需密切监测匹多莫德的临床疗效。

维布妥昔单抗会增加吡美莫司和他克莫司的免疫抑制作用,说明书不建议免疫受损或免疫抑制患者使用他克莫司软膏或吡美莫司乳膏。但文献报道,通过皮肤进入血液循环的药物十分有限。建议特殊情况下应结合临床,充分权衡获益与风险,在密切监测下谨慎使用。

(编写:复旦大学附属肿瘤医院)

(审核:江苏省人民医院,郑州大学附属第一医院)

CD22 靶向药物

奥加伊妥珠单抗　Inotuzumab Ozogamicin

1. 概述

靶向 CD22 抗体偶联药物，为注射剂型。由三部分组成：伊珠单抗可特异识别人 CD22；小分子 N- 乙酰 -γ- 刺孢霉素是一种细胞毒性半合成天然物；连接子通过共价作用将小分子与抗体结合。

奥加伊妥珠单抗的平均 C_{max} 为 308ng/ml。在体外实验中，N- 乙酰 -γ- 卡来霉素二甲基肼与人血浆蛋白的结合率约为 97%。在人体中，奥加伊妥珠单抗的总分布体积约为 12L。复发或难治性 ALL 患者中，奥加伊妥珠单抗稳态时清除率为 0.033 3L/h，终末半衰期为 12.3d。在体外，N- 乙酰 -γ- 卡来霉素二甲基肼主要通过非酶还原代谢。在人体中，N- 乙酰 -γ- 卡来霉素二甲基肼血清浓度通常低于定量限。肾功能不全的患者无需调整剂量。

2. 药物相互作用

奥加伊妥珠单抗与其他可引起免疫抑制或骨髓抑制的药物联合使用时，可致严重感染，应避免联用：如安乃近、阿布昔替尼、巴瑞替尼、克拉屈滨、芦可替尼、那他珠单抗、托法替布、乌帕替尼、治疗用卡介苗等。

奥加伊妥珠单抗与能够延长 Q-T 间期的药物（表 2-4-1）联合使用会增加 Q-T 间期延长风险和室性心律失常（包括尖端扭转）风险，与上述药物联用时应调整治疗方案，若必须联用，则应密切监测心电图。

奥加伊妥珠单抗会增加奥拉帕利、氯氮平、去铁酮、5- 氨基水杨酸衍生物（奥沙拉秦、美沙拉秦、巴柳氮、柳氮磺吡啶）的骨髓抑制风险，两药联用时需注意密切监测血常规。

奥加伊妥珠单抗与奥法妥木单抗、地舒单抗、来氟米特、鞘氨醇 -1- 磷酸（S1P）受体调节剂（芬戈莫德、西尼莫德等）、伊奈利珠单抗合用会增加免疫抑制和感染风险，联用时应加强监测。

与匹多莫德联合使用时，奥加伊妥珠单抗会降低匹多莫德的治疗效果，两药联用时需密切监测匹多莫德的临床疗效。

表 2-4-1 与奥加伊妥珠单抗联用需谨慎的 Q-T 间期延长药物

药理分类	药物名称
抗菌药	阿奇霉素、克拉霉素、吉米沙星、莫西沙星、司帕沙星、左氧氟沙星
抗真菌药	泊沙康唑、伏立康唑、氟康唑
抗结核药	贝达喹啉、德拉马尼
抗疟药	氯喹、奎宁
抗抑郁药	艾司西酞普兰、丙米嗪、多塞平、氯米帕明、西酞普兰
抗精神病药	氨磺必利、奥氮平、氟哌啶醇、氯氮平、利培酮、硫利达嗪、匹莫齐特、齐拉西酮
抗组胺药	阿司咪唑
β-受体阻滞药	索他洛尔
抗心律失常药	胺碘酮、丙吡胺、多非利特、决奈达隆、奎尼丁、普鲁卡因胺、伊布利特
血脂调节药	普罗布考
平喘药	特布他林
促胃肠动力药	多潘立酮、西沙必利
镇痛药	美沙酮
麻醉药	丙泊酚
抗肿瘤药	奥希替尼、达拉非尼、氟尿嘧啶、吉瑞替尼、仑伐替尼、莫博赛替尼、恩曲替尼、培唑帕尼、塞普替尼、塞瑞替尼、三氧化二砷、舒尼替尼、托瑞米芬、维莫非尼
止吐药	昂丹司琼
子宫收缩及引产药	卡贝缩宫素

奥加伊妥珠单抗会增加吡美莫司和他克莫司的免疫抑制作用,说明书不建议免疫受损或免疫抑制患者使用他克莫司软膏或吡美莫司乳膏。但文献报道通过皮肤进入血液循环的药物十分有限。建议特殊情况下应结合临床,充分权衡获益与风险,在密切监测下谨慎使用。

(编写:复旦大学附属肿瘤医院)

(审核:江苏省人民医院,郑州大学附属第一医院)

EGFR 靶向药物

西妥昔单抗　Cetuximab

1. 概述

靶向 EGFR 的单抗类药物,为注射剂型。400mg/m² 给药剂量下,西妥昔单抗的平均分布容积约为 2.9L/m²,大致与血管容积相同,在单药治疗 3 周后达到稳态水平。西妥昔单抗主要经分解代谢清除,平均清除率为 0.02L/(h·m² 体表面积)。目标剂量下西妥昔单抗的清除半衰期为 70~100h。

2. 药物相互作用

未在人群中进行其他正式的药物相互作用研究。

（编写：辽宁省肿瘤医院）

（审核：北京医院）

尼妥珠单抗　Nimotuzumab

1. 概述

靶向 EGFR 的单抗类药物,为注射剂型。静脉滴注后 24h 内不同剂量尼妥珠单抗经尿排出量占注射剂量的比例分别为：50mg 排出 21.08%,100mg 排出 28.20%,200mg 排出 27.36%,400mg 排出 33.57%。尼妥珠单抗分布的主要器官为肝脏、脾脏、心脏、肾脏和胆囊,其中肝脏摄取量最高。尚缺乏在中国人群中进行药代动力学的研究数据。

2. 药物相互作用

尚缺乏本品与其他药物相互作用的数据。

（编写：哈尔滨医科大学附属肿瘤医院）

（审核：北京医院,山东省肿瘤医院）

HER2 靶向药物

曲妥珠单抗　Trastuzumab

1. 概述

靶向 HER2 的单抗类药物,为注射剂型。曲妥珠单抗为平行的线性和非线性消除途径,总曲妥珠单抗清除率随浓度降低而增加。其稳态总清除率为 0.17~0.34L/d,曲妥珠单抗的终末半衰期约为 28d。

2. 药物相互作用

曲妥珠单抗可增强蒽环类药物的心脏毒性作用。接受曲妥珠单抗治疗的患者在停止曲妥珠单抗后 7 个月内,应尽量避免蒽环类药物治疗。

(编写:哈尔滨医科大学附属肿瘤医院)

(审核:北京医院,山东省肿瘤医院)

帕妥珠单抗　Pertuzumab

1. 概述

靶向 HER2 的单抗类药物,为注射剂型。帕妥珠单抗主要通过分解代谢来清除。在我国患者中,在稳态药物浓度下,帕妥珠单抗的中位清除率为 0.116L/d,中位分布体积为 3.2L,中位半衰期约为 20d。

2. 药物相互作用

目前尚未发现帕妥珠单抗与其他化疗药物、靶向药物及单抗类药物之间存在明确的药物相互作用。

(编写:哈尔滨医科大学附属肿瘤医院)

(审核:北京医院,山东省肿瘤医院)

伊尼妥单抗　Inetetamab

1. 概述

靶向 HER2 的单抗类药物,为注射剂型。单次给药,药动学过程符合二室模型,具有非线性特点。每周连续给药,第 12 周时血药浓度基本接近稳态浓度,为 75.7~116.5μg/ml,表观清除率为 0.045ml/h,表观分布容积为 12.1ml/kg,消除半衰期为 181h。

2. 药物相互作用

尚未在人体中进行伊尼妥单抗药物相互作用的研究。与蒽环类药物合用导致亚临床和临床心力衰竭,应加强监测。

(编写:中南大学湘雅二医院)

(审核:北京医院,中国医学科学院肿瘤医院)

恩美曲妥珠单抗　Trastuzumab Emtansine

1. 概述

靶向 HER2 的抗体药物偶联物，为注射剂型。恩美曲妥珠单抗的表观分布容积约为 55.1ml/kg，清除率为 0.68L/d，消除半衰期约为 4d。轻度或中度肝肾功能不全不影响恩美曲妥珠单抗的药代动力学。恩美曲妥珠单抗通过细胞溶酶体中的蛋白水解进行分解代谢，细胞色素 P450 未明显参与该过程。人肝微粒体体外代谢研究表明，DM1（恩美曲妥珠单抗的小分子成分——美坦辛衍生物）主要经 CYP3A4 代谢，少量经 CYP3A5 代谢。

2. 药物相互作用

由于可能会增加 DM1 暴露量和毒性，应避免合用强效 CYP3A4 抑制剂（如酮康唑、伊曲康唑、克拉霉素、阿扎那韦、茚地那韦、利托那韦、沙奎那韦、伏立康唑）。如果必须同时使用强效 CYP3A4 抑制剂，则应考虑推迟本品治疗，直到强效 CYP3A4 抑制剂从血液循环中清除（约为 CYP3A4 抑制剂的 3 个消除半衰期）。如果与强效 CYP3A4 抑制剂合用且无法推迟恩美曲妥珠治疗时，应对患者进行密切监测。

（编写：哈尔滨医科大学附属肿瘤医院）

（审核：北京医院，山东省肿瘤医院）

德曲妥珠单抗　Trastuzumab Deruxtecan

1. 概述

靶向 HER-2 的抗体偶联药物，为注射剂型。由人源化单克隆抗体，通过可裂解四肽连接子与拓扑异构酶 I 抑制剂 DXd（依喜替康衍生物）共价连接而成。Deruxtecan 由连接子和拓扑异构酶 I 抑制剂组成，每个抗体分子可以连接 8 个 Deruxtecan。

药物代谢动力学峰浓度 C_{max} 为 122μg/ml，表观分布容积 V_d 为 2.68L，半衰期为 5.4~5.7d，血浆蛋白结合率 97%。单克隆抗体可能与内源性 IgG 的代谢途径相同，通过分解代谢降解为小肽和氨基酸。组织蛋白酶 B 和 L 酶被认为参与连接拓扑异构酶 I 抑制剂和抗体的肽连接体的裂解。在体外，发现 DXd 通过 CYP3A4 代谢。

2. 药物相互作用

德曲妥珠单抗会降低治疗用卡介苗的治疗效果,应避免联用。

当德曲妥珠单抗与克拉屈滨等联用时,可能会增加上述药物的免疫抑制作用,故应避免联合使用。

德曲妥珠单抗会增强蒽环类药物的心脏毒性作用,应避免联用。在停用德曲妥珠单抗 7 个月内应避免蒽环类药物治疗。在接受蒽环类药物联合曲妥珠单抗治疗的患者中,必须密切监测心功能指标、体征和症状。如果出现心力衰竭的症状,应停止使用德曲妥珠单抗治疗。

德曲妥珠单抗会增加去铁酮的骨髓抑制风险,两药联用时需注意密切监测血常规。

（编写：江苏省人民医院）

（审核：中国医学科学院肿瘤医院）

维迪西妥单抗　Disitamab Vedotin

1. 概述

靶向 HER2 的抗体偶联药物,为注射剂型。维迪西妥单抗为 HER2 抗体和细胞毒性药物单甲基澳瑞他汀 E（MMAE）偶联物,稳态总抗体平均表观分布容积为 72.09~87.18ml/kg,结合抗体的表观分布容积为 124.71~340.81ml/kg,MMAE 的中央室和外周室的估计表观分布容积分别为 29.0L 和 59.3L。

患者接受 2.0mg/kg 和 2.5mg/kg 剂量单次给药后,血清中结合抗体的清除率分别约为 2.80ml/(h·kg) 和 2.36ml/(h·kg),半衰期分别为 33.07h 和 45.69h;游离 MMAE 的半衰期分别为 66.51h 和 63.97h。多次给药后未观察到结合型抗体和游离 MMAE 的蓄积。群体药代动力学模型结果显示,体重对其清除率和分布的影响具有临床意义。体外研究数据表明,MMAE 主要经 CYP3A4/5 代谢。MMAE 是 CYP3A4 的底物,也可能是 CYP2D6 的底物。

2. 药物相互作用

尚未在患者中正式开展维迪西妥单抗的药物间相互作用研究。参考其他用同一种细胞毒素 MMAE 偶联而成的抗体 - 药物偶联物研究,强效的 CYP3A4 抑制剂（如酮康唑）和强效诱导剂（如利福平）分别增加和减少游离 MMAE 的暴露量,而不会影响抗体 - 药物偶联物;与

CYP3A4 的敏感底物咪达唑仑合用未影响咪达唑仑暴露量,推测维迪西妥单抗也不会影响经 CYP3A4 酶代谢的药物暴露。

(编写:中南大学湘雅二医院)

(审核:北京医院,中国医学科学院肿瘤医院)

Trop 靶向药物

戈沙妥珠单抗 Sacituzumab govitecan

1. 概述

靶向 Trop-2 的抗体药物偶联物,为注射剂型。根据群体药代动力学分析,戈沙妥珠单抗的中央室分布容积为 2.96L。戈沙妥珠单抗和其活性代谢产物 SN-38 的平均半衰期分别为 15.3h 和 19.7h。戈沙妥珠单抗的清除率约为 0.14L/h。其活性代谢产物 SN-38 通过 UGT1A1 代谢。

2. 药物相互作用

同时使用 UGT1A1 抑制剂(格卡瑞韦、哌仑他韦、利托那韦、培唑帕尼、瑞戈非尼、索拉非尼)可能会增加不良反应的发生率,避免使用 UGT1A1 抑制剂。在同时接受 UGT1A1 酶诱导剂的患者中,SN-38 的暴露可能会显著减少,避免使用 UGT1A1 诱导剂(卡马西平、依非韦伦、磷苯妥英、奈玛特韦 / 利托那韦、苯巴比妥、苯妥英、扑米酮、利福平)。

伊立替康可增强戈沙妥珠单抗的不良反应,阿布昔替尼、克拉屈滨、安乃近可增强戈沙妥珠单抗的免疫抑制作用,应避免联合使用。

戈沙妥珠单抗可增强巴瑞替尼的免疫抑制作用,应避免联合使用。戈沙妥珠单抗可能会降低治疗用卡介苗的治疗效果。

(编写:哈尔滨医科大学附属肿瘤医院)

(审核:北京医院,山东省肿瘤医院)

VEGF/VEGFR 靶向药物

贝伐珠单抗 Bevacizumab

1. 概述

靶向 VEGF 的单抗类药物,为注射剂型。血浆蛋白结合率大于

97%,主要通过分解代谢,平均清除率为 0.19~0.22L/d,消除半衰期约为 20d(11~50 d)。

2. 药物相互作用

贝伐珠单抗可增强蒽环类药物的心脏毒性,不推荐与蒽环类药物合用。由于可能增加微血管溶血性贫血和高血压发生风险,不推荐与舒尼替尼联用,如必须联用,则需加强监测。

(编写:江西省医院)

(审核:北京医院,四川省肿瘤医院)

雷莫西尤单抗 Ramucirumab

1. 概述

与血管内皮生长因子受体 2(VEGFR2)特异性结合的全人源 IgG1 单克隆抗体,为注射剂型。雷莫西尤单抗在稳态时的平均分布体积为 5.4L(15%)。雷莫西尤单抗的平均清除率为 0.015L/h(30%),平均消除半衰期为 14d(20%)。基于群体 PK 分析,雷莫西尤单抗在各种癌症患者中的 PK 特征相似。在 8mg/kg 及以上剂量条件下,雷莫西尤单抗的全身暴露量随剂量呈比例增加,连续给药后约 12 周时达到稳态浓度。轻、中度肝功能不全和轻、中、重度肾功能不全患者均无需调整剂量。

2. 药物相互作用

在获批的联合治疗方案下,实体瘤患者体内雷莫西尤单抗及其伴随治疗药物(包括厄洛替尼、多西他赛、紫杉醇、伊立替康或其活性代谢物 SN-38)的暴露量均未见具有临床意义的改变。

(编写:中国医学科学院肿瘤医院)

(审核:江苏省人民医院,上海交通大学医学院附属瑞金医院)

免疫检查点抑制剂类药物

截至 2023 年 6 月,在我国上市的免疫检查点抑制剂类药物包括纳武利尤单抗、帕博利珠单抗、信迪利单抗、替雷利珠单抗、卡瑞利珠单抗、特瑞普利单抗、派安普利单抗、赛帕利单抗、斯鲁利单抗、普特利单抗、度伐利尤单抗、阿替利珠单抗、舒格利单抗、阿得贝利单抗、恩沃利单抗、伊匹木单抗、卡度尼利单抗等,主要药动学参数见表 2-4-2。

表2-4-2 我国上市免疫检查点抑制剂药动学参数

作用靶点	通用名	表观分布容积	半衰期	清除率
PD-1	卡瑞利珠单抗 Camrelizumab	7.2L（单次给药）	6d（单次给药）	0.5L/d（单次给药）
	纳武利尤单抗 Nivolumab	6.6L（群体药代动力学）	25d（群体药代动力学）	7.91ml/h（群体药代动力学）
	帕博利珠单抗 Pembrolizumab	6.0L（稳态）	22d（稳态）	195ml/d（稳态）
	派安普利单抗 Penpulimab	（7.11±0.947）L（群体药代动力学）	（24.2±3.21）d（群体药代动力学）	（0.227±0.039）L/d（群体药代动力学）
	普特利单抗 Pucotenlimab	7.78L（多次给药）	38.16d（多次给药）	6.42ml/h（多次给药）
	赛帕利单抗 Zimberelimab	（3.573 0±0.591 6）L（单次给药），（4.254 7±1.158 5）L（多次给药）	10.3（1.6）d（单次给药），16.6（4.9）d（多次给药）	（0.010 0±0.001 6）L/h（单次给药），（0.007 6±0.001 5）L/h（多次给药）
	斯鲁利单抗 Serplulimab	5.61L（群体药代动力学）	17.9d（单次给药），23.0d（稳态）（群体药代动力学）	0.219L/d，随给药时间的延长逐渐降低（群体药代动力学）

作用靶点	通用名	表观分布容积	半衰期	清除率
PD-1	特瑞普利单抗 Toripalimab	中央室为 3.7L，外周室为 0.9L（群体药代动力学）	12.6d（稳态）	14.58ml/h（群体药代动力学）
	替雷利珠单抗 Tislelizumab	(4.41±1.04)L（单次给药），6.42L（稳态，群体药代动力学）	(13.3±2.95)d（单次给药），23.8d（稳态，群体药代动力学）	(0.247±0.0918)L/d（单次给药），0.153L/d，个体间变异为 26.3%（群体药代动力学）
	信迪利单抗* Sintilimab	4.0~6.2L（稳态）	19.8~23.4d（稳态）	0.19~0.24L/d（稳态）
PD-L1	阿得贝利单抗 Adebrelimab	4.35L（稳态，群体药代动力学）	12d（单次给药）	0.23L/d（单次给药），随给药时间增加呈现减小趋势（群体药代动力学）
	阿替利珠单抗 Atezolizumab	中央室分布容积为 3.28L，稳态容积为 6.91L（群体药代动力学）	27d（群体药代动力学）	0.2L/d（群体药代动力学）
	度伐利尤单抗 Durvalumab	5.6L	18d	8.2ml/h

续表

作用靶点	通用名	表观分布容积	半衰期	清除率
PD-L1	恩沃利单抗 Envafolimab	0.181~0.257L(单次给药) 0.12~0.412L(多次给药)	208.6~646.4h(单次给药), 168.3~555.0h(多次给药)	0.000 3~0.000 8L/h(单次给药), 0.000 4~0.000 9L/h(多次给药)
	舒格利单抗 Sugemalimab	4.25L(单次给药)	17.56d(单次给药)	0.176L/d(单次给药)
CTLA-4	伊匹木单抗 Ipilimumab	7.47L(稳态,群体药代动力学)	15.4d(稳态,群体药代动力学)	16.8ml/h(稳态,群体药代动力学)
PD-1、CTLA-4	卡度尼利单抗 Cadonilimab	(6.23±0.83)L(群体药代动力学)	(4.76±1.09)d(群体药代动力学)	(1.3±0.37)L/d(群体药代动力学)

注：*表示参数来源于不同肿瘤患者，包括晚期或复发性非鳞状非小细胞肺癌，晚期肝癌，复发或难治性经典霍奇金淋巴瘤，晚期肝癌，复发或转移性食管癌、复发或转移性胃及胃食管交界处腺癌等。

1. 共同的药物相互作用

较高剂量(等效日剂量超过 10mg 泼尼松)和较长时间合用全身性糖皮质激素(如地塞米松、甲泼尼龙、泼尼松等)时,可能会降低免疫检查点抑制剂的治疗效果。在开始免疫检查点抑制剂治疗前和治疗期间,应评估使用全身性糖皮质激素的必要性,避免使用较高剂量和较长时间合用全身性糖皮质激素及其他免疫抑制剂。止吐治疗仍可使用全身性糖皮质激素,免疫治疗相关不良反应的处理可使用全身性糖皮质激素及其他免疫抑制剂。

2. 特殊的药物相互作用

帕博利珠单抗可能会增加沙利度胺类似物的不良反应或毒性,有研究发现,在难治性多发性骨髓瘤治疗中联用泊马度胺或来那度胺,可增加患者死亡率。因此,禁忌与沙利度胺类似物联用。

伊匹木单抗会增强维莫非尼的肝毒性,如可能应考虑更换药物,两者仅可在密切监测肝功能和肝毒性体征和症状的前提下方可联用。由于伊匹木单抗本身可能导致胃肠出血,对于同时接受抗凝药物治疗的患者,应密切监测患者的出血风险。

(编写:北京医院,中国医学科学院肿瘤医院,

四川省肿瘤医院,中南大学湘雅二医院,

江苏省人民医院,江西省肿瘤医院)

(审核:北京医院,中国医学科学院肿瘤医院,

四川省肿瘤医院,江苏省人民医院,

复旦大学附属肿瘤医院,中国医科大学附属第一医院,

上海交通大学医学院附属瑞金医院,

哈尔滨医科大学附属肿瘤医院)

参考文献(药品说明书除外)

第三篇 中成药

艾迪注射液

1. 概述

抗肿瘤中成药,为注射剂型;组方成分为斑蝥、人参、黄芪、刺五加的提取物,具有清热解毒,消瘀散结的功效。说明书的适应证为原发性肝癌、肺癌、直肠癌、恶性淋巴瘤、妇科恶性肿瘤等。其主要活性成分包括人参皂苷(人参皂苷 Rg1,Rb1,Rb3,Rc,Rd,Re)、黄芪苷(黄芪甲苷 Ⅰ,Ⅱ 和Ⅳ)、黄芪多糖、刺五加苷(刺五加苷 B 和 E)、斑蝥素等。

2. 药物相互作用

现有研究表明,人参皂苷(Rg3、Rb1、Rc、Rd)、黄芪甲苷 Ⅳ 可抑制 CYP1A2、CYP2C9 和 CYP3A4 酶的活性,刺五加苷(B 和 E)可抑制 CYP2C9 和 CYP2E1 的酶活性,而中药斑蝥可能对 CYP2C19 有抑制作用;同时也有研究证实艾迪注射液与多柔比星、异环磷酰胺、多西他赛、紫杉醇联用时对联用药物的动物体内药代动力学影响有统计学差异。

临床在联合应用艾迪注射液时,需综合考虑患者疾病状态及其对细胞色素 P450 酶不同程度的抑制作用,严格按标准执行用法用量、根据实际情况调整用药剂量或方案。如艾迪注射液与经 CYP3A4 酶代谢的环磷酰胺、他莫昔芬、紫杉醇、多西他赛、长春新碱、羟喜树碱、伊马替尼、奥希替尼和拉帕替尼或经 CYP1A2、CYP2D6 和 CYP3A4 代谢的多柔比星等抗肿瘤药物联用时需重点监护,必要时监测血药浓度,以避免化疗药物血药浓度过高而可能引起副作用。

(编写、审核:中国医学科学院肿瘤医院)

复方苦参注射液

1. 概述

抗肿瘤中成药,为注射剂型。成分:苦参、白土苓。辅料为聚山梨酯 80、氢氧化钠、醋酸。适应证为清热利湿,凉血解毒,散结止痛。用于癌肿疼痛、出血。

2. 药物相互作用

体外研究表明治疗量的复方苦参注射液对 CYP1A2 和 CYP2D6 具有一定抑制作用,对 CYP2C8 和 CYP2C19 抑制作用较弱,而对 CYP2B6、CYP2C9、CYP3A4 无明显抑制作用。也有研究指出苦参中的有效成分氧化苦参碱可显著抑制 CYP2C19 酶活性。

大鼠体内实验证实单剂量复方苦参联合吉西他滨对 CYP2B1、CYP2D2 酶呈现部分诱导作用,多剂量复方苦参注射液联合吉西他滨对 CYP2B1、CYP2D2、CYP2C6 酶有抑制作用,对 CYP1A2、CYP2C11 有部分抑制作用。长期注射复方苦参注射液可使大鼠体内紫杉醇注射液、吉西他滨、埃克替尼的代谢速度减慢,血药浓度增加,可能会增加疗效,同时也可能会导致不良反应的发生及耐药提前发生,使治疗效果降低。复方苦参注射液还使多西他赛、伊马替尼的血药浓度降低,可能会导致治疗失败,所以应尽量避免联合用药,或者在监测血药浓度下使用。

(编写、审核:中国医学科学院肿瘤医院)

康莱特(含康莱特注射液、康莱特软胶囊)

1. 概述

抗肿瘤中成药,有注射剂型与软胶囊剂型;主要成分为薏苡仁油,有益气养阴,消癥散结的功效。药品说明书适应证根据剂型不同有所差异,临床主要用于脾虚痰湿型、气阴两虚型原发性的非小细胞肺癌、肝癌,辅助放、化疗及中晚期肿瘤患者具一定的抗恶病质的治疗。薏苡仁的主要活性成分为薏苡仁油,而薏苡仁油的主要化学成分为甘油三酯类化合物,包括酯类化合物和脂肪酸,如薏苡仁酯、薏苡内酯及多种氨基酸、棕榈酸、亚油酸、油酸和硬脂酸等。

有研究发现薏苡仁油与血浆蛋白的结合率相对其他药较高,消除半衰期相对较长；其中静脉制剂吸收半衰期仅为 0.135h，消除半衰期为 16h；口服制剂吸收半衰期仅 0.3h，消除半衰期为 14h；小鼠实验中注射 10min 后在肝、脾、肺等脏器组织中分布较多，也支持了其在肺癌、肝癌中的治疗作用。在 1 项仅观察了尿粪的排出情况的实验中发现 24h 后，排出总量只占注射量的 38%，说明该静脉制剂排出缓慢，或是通过胆汁等其他途径排出或转化，待进一步实验验证。

2. 药物相互作用

1 项大鼠体内药学研究指出中剂量康莱特注射液对 CYP3A4 表现出诱导作用，1 项康莱特注射液对泽布替尼在比格犬体内代谢的影响研究显示，康莱特低中浓度可促进 CYP3A4 酶的生成，高浓度抑制 CYP3A4 酶的生成；临床剂量的康莱特与泽布替尼联合用药后泽布替尼的代谢加快，峰浓度和药时曲线下面积均降低。目前无明确联合用药禁忌研究。临床使用时建议与 CYP3A4 底物联用时注意加强血药浓度监测。另康莱特制剂主要化学成分为甘油三酯类成分，长期使用会对患者脂类代谢产生影响；可加重血脂异常患者的脂类代谢障碍；康莱特注射液中辅料含大豆磷脂，对大豆或大豆制品过敏的患者慎用或禁用。

（编写、审核：中国医学科学院肿瘤医院）

榄香烯（含榄香烯注射液、榄香烯乳状注射液、榄香烯口服乳）

1. 概述

由中药提取物制成的抗肿瘤药，有注射剂型及口服剂型。主要成分为姜科植物温郁金和温莪术中提取的、具有抗肿瘤活性的一类倍半萜烯类化合物，主要以 β- 榄香烯、γ- 榄香烯和 δ- 榄香烯的油状混合物形式存在，其中 β- 榄香烯是其发挥抗肿瘤作用的主要成分。临床常合并放、化疗用于肺癌、肝癌、食管癌、鼻咽癌、脑癌、骨转移等恶性肿瘤的治疗；还可用于介入、腔内化疗及癌性胸腹水的治疗。

一项 β- 榄香烯在大鼠体内药代动力学研究的实验中显示：其在大鼠体内吸收快、分布广、消除快、蛋白结合率高，经尿、粪、胆汁中的排出量小，考虑从呼吸道排出及体内生物转化是其重要消除途径。静脉注射本药 15min 后，药物在脑、心、肺、肾、脾、脂肪和肝中含量较多；腹腔注射后,药物在脂肪组织含量最高;口服吸收差,生物利用度仅为18.8%。

2. 药物相互作用

目前无明确联合用药禁忌研究。但榄香烯注射液初次使用时常见发热、静脉炎等情况,临床应用时建议加强首次用药监护。

(编写、审核:中国医学科学院肿瘤医院)

通关藤注射液

1. 概述

抗肿瘤中成药,为注射剂型。成分:通关藤浸膏。辅料为聚山梨酯80。适应证为清热解毒,化痰软坚。用于食管癌,胃癌,肺癌,肝癌,并可配合放疗,化疗的辅助治疗。

2. 药物相互作用

体外实验表明,消癌平注射液对CYP450酶部分亚型的活性有一定影响,研究较为一致的有对CYP3A4和CYP2C19的抑制作用,除此之外研究相对较少的还有对CYP2B6,CYP2C8的抑制作用,对CYP2C9的作用尚存争议。

大鼠体内药动学实验验证了对CYP3A4的抑制作用,提示通关藤注射液在与其他经CYP3A4代谢的药物合用时可能产生药物间的相互作用。如:通关藤注射液会增加大鼠体内紫杉醇、多西他赛、吉非替尼、伊马替尼、恩西地平的血药浓度,从而影响疗效和毒副作用,与昂丹司琼联用时会降低昂丹司琼的血药浓度,可能会导致其止吐作用减弱。

(编写、审核:中国医学科学院肿瘤医院)

威麦宁胶囊

1. 概述

抗肿瘤中成药,为胶囊剂型;主要活性成分为金荞麦的干燥根茎提取物,具有清热解毒、活血化瘀、祛邪扶正的功效;用于配合放、化疗治疗肿瘤,或单独用于不适宜放、化疗的肺癌患者。威麦宁即为其抗癌活性成分大分子缩合单宁组分的统称,主要包括(-)表儿茶素及其二聚体等六个酚性化合物,属中等血浆蛋白结合的药物,且无浓度依赖性、临床用药相对安全。

研究证明威麦宁中主要活性化合物原花青素 B_2 在大鼠体内的血药浓度呈双峰现象,存在肝肠循环的可能;且其灌胃半衰期与利用度均优于静脉途径;主要经尿液排泄。

2. 药物相互作用

现有研究表明威麦宁胶囊对大鼠体内 CYP2D1、CYP3A2 有强抑制,对 CYP2D2 有中强抑制作用;对应可抑制人体 CYP2C19、CYP3A4、CYP2D6 酶,建议威麦宁胶囊与此类酶的底物药品谨慎联用,必要时可加强血药浓度监测或调整给药剂量以避免因体内血药浓度过高产生毒副作用。其中,研究证实威麦宁胶囊可显著升高大鼠血浆中多潘立酮(CYP3A4 底物)的 C_{max} 和 AUC_{0-1},建议临床尽量避免二者同用以减少Q-T 间期延长、心搏骤停等心脏不良反应。

(编写、审核:中国医学科学院肿瘤医院)

鸦胆子油乳注射液

1. 概述

抗肿瘤中成药,为注射剂型。成分:精制鸦胆子油,辅料为精制豆磷脂、甘油、注射用水。用于肺癌、肺癌脑转移及消化道肿瘤。

2. 药物相互作用

体外实验证明,低剂量的鸦胆子油乳对 CYP3A4 酶有诱导作用,中高剂量的鸦胆子油乳对 CYP3A4 有抑制作用,半数抑制率 IC_{50} 值为 0.78%。

大鼠体内实验证明,鸦胆子油乳能延缓 5-FU 的代谢,联合用药时应当适当调整 5-FU 用药剂量,必要时进行血药浓度监测,以保证化疗的有效性与安全性。

(编写、审核:中国医学科学院肿瘤医院)

附　录

附录说明

附录 1 和附录 2 分别汇总了临床常见 CYP 酶抑制剂类和诱导剂类药物及分级。与 CYP 酶相比，目前对 II 相代谢酶在药物代谢中的作用认识尚不全面，NMPA、FDA、欧洲药品管理局（European Medicines Agency，EMA）等药物监管部门发布的药物相互作用研究技术指导原则中也未涉及 II 相代谢酶内容。因此附录中暂未收录 II 相代谢酶的抑制剂、诱导剂，涉及的相关内容在正文具体药物中体现。

目前对转运蛋白在药物代谢中的作用以及对药物相互作用影响的研究虽然有所加强，但尚未形成标准统一的研究模式和方法，相关研究和数据不够全面，由于研究方法等因素的差异，不同文献的研究结果亦存在差别，因此附录 3 未对转运蛋白抑制剂的强度进行分级。

肿瘤患者同时使用多种药物、抗肿瘤治疗引起电解质失衡等多种因素，可能增加治疗中 Q-T 间期延长及尖端扭转型室性心动过速的风险，严重者可导致死亡。虽然药物引起的 Q-T 间期延长现象逐渐得到重视，我国及欧美也发布了相关研究指导原则，但药品说明书中的相关信息尚不完善，国内外文献资料对引起 Q-T 间期延长的药物风险评估也尚无统一标准和结果，附录 4 相关内容仅供参考。

肿瘤患者治疗期间的疫苗接种问题备受关注，附录 5 总结了国内外相关文献针对肿瘤患者疫苗接种的建议，并对我国已上市疫苗的类型进行了梳理。

附录 1　临床常见 CYP 酶强效及中效抑制剂类药物

代谢酶	强效抑制剂	中效抑制剂
CYP1A2	环丙沙星[①]、氟伏沙明	甲氧沙林、美西律、维莫非尼
CYP2B6		噻氯匹定[②]、氯吡格雷[②]
CYP2C8	吉非罗齐	氯吡格雷[③]、特立氟胺
CYP2C9		胺碘酮[②]、氟康唑、咪康唑
CYP2C19	氟康唑、氟西汀、氟伏沙明[①]、噻氯匹定[②]	伏立康唑
CYP2D6	氟西汀[①]、帕罗西汀[①]、奎尼丁、安非他酮	度洛西汀、米拉贝隆、阿比特龙、特比萘芬[③]、西那卡塞
CYP3A4	酮康唑、伊曲康唑、伏立康唑、泊沙康唑、利托那韦、洛匹那韦和利托那韦、考比司他、塞瑞替尼、克拉霉素	阿瑞匹坦、奈妥匹坦、环丙沙星、环孢素[②]、红霉素、氟康唑、艾沙康唑、维拉帕米、地尔硫䓬、决奈达隆、氟伏沙明[②]、伊马替尼、克唑替尼

注：强效抑制剂，使底物 AUC 增加≥5 倍；中效抑制剂，使底物 AUC 增加≥2 倍且<5 倍；弱效抑制剂，使底物 AUC 增加<2 倍。
①表示有资料认为为中效抑制剂；②表示有资料认为为弱效抑制剂；③表示有资料认为为强效抑制剂。

附录 2　临床常见 CYP 酶诱导剂类药物

代谢酶	强效诱导剂	中效诱导剂
CYP1A2		苯妥英、利福平[①]、利托那韦[①④]、特立氟胺[①]
CYP2B6	卡马西平	利福平、依非韦伦
CYP2C8		利福平
CYP2C9		恩扎卢胺、利福平
CYP2C19	利福平	苯妥英、恩扎卢胺、依非韦伦[①]、阿帕他胺

续表

代谢酶	强效诱导剂	中效诱导剂
CYP3A4	利福平、卡马西平、苯妥英、恩扎卢胺、阿帕他胺、艾伏尼布	波生坦、苯巴比妥[③]、扑米酮、依非韦伦、莫达非尼[⑤①]、达拉非尼、洛拉替尼

注:强效诱导剂,使底物 AUC 降低≥80%;

中效诱导剂,50%≤使底物 AUC 降低<80%;

弱效诱导剂,使底物 AUC 降低<50%。

①表示有资料认为为弱效诱导剂。②表示有资料认为为中效诱导剂。③表示有资料认为为强效诱导剂。

④表示每日剂量≥800mg 时为中效 CYP1A2 诱导剂,低于此剂量时对 CYP1A2 的影响强度尚不确定。

⑤表示每日剂量 400mg 时为中效 CYP3A4 诱导剂,200mg 时为 CYP3A4 弱诱导剂;

附录 3　转运蛋白抑制剂类药物

转运蛋白	抑制剂
P-gp	胺碘酮、普罗帕酮、克拉霉素、考比司他、环孢素、决奈达隆、红霉素、伊曲康唑、酮康唑、拉帕替尼、洛匹那韦和利托那韦、奎尼丁、维拉帕米、恩扎卢胺
BCRP	环孢素、达罗他胺、艾曲泊帕、非布司他、特立氟胺、奥希替尼、瑞戈非尼、特地唑胺、特立氟胺、达塞布韦
OATP1B1,OATP1B3	阿扎那韦和利托那韦、洛匹那韦和利托那韦、克拉霉素、环孢素、利福平、吉非罗齐、达罗他胺、艾曲泊帕、特立氟胺
OAT1,OAT3	丙磺舒、特立氟胺
MATE1,MATE2-K,OCT2	西咪替丁、艾沙康唑、乙胺嘧啶、曲拉西利、甲氧苄啶

注:纳入本表转运蛋白抑制剂满足以下情况之一。①为相关转运蛋白的体外抑制剂;②使指定转运蛋白底物 AUC 增加 1.5 倍以上。

附录 4　延长 Q-T 间期高风险药品

药理分类	药品通用名
抗心律失常药物	胺碘酮、丙比胺、决奈达隆、氟卡尼、伊布利特、普鲁卡因胺、奎尼丁、索他洛尔
抗生素	阿奇霉素、克拉霉素、红霉素、罗红霉素
化学合成抗菌药	加替沙星、左氧氟沙星、环丙沙星、司帕沙星、莫西沙星
抗真菌药物	氟康唑
抗病毒药	阿昔洛韦
抗疟药物	氯喹、羟氯喹
抗精神病药物	氯丙嗪、氯普噻吨、氟哌利多、氟哌啶醇、匹莫齐特、舒必利、舒托必利、硫利达嗪
抗抑郁药物	西酞普兰、艾司西酞普兰
抗变态反应药物	阿司咪唑、特非那定
麻醉剂	丙泊酚、七氟烷
胃肠动力药物	西沙比利、多潘立酮
抗老年痴呆药	多奈哌齐
调节血脂药物	普罗布考
阿片激动剂	美沙酮
止吐药物	昂丹司琼
抗肿瘤药物	奥沙利铂
血管收缩剂	特利加压素
抗血小板药物	西洛他唑

注:以上药品不仅延长 Q-T 间期,且在正常剂量下已证明可引起尖端扭转型室性心动过速(TdP)。

附录 5　肿瘤患者的疫苗接种相关指南及建议

附录 5-1　国内外相关指南对肿瘤患者接种疫苗的建议

根据美国疾病预防控制中心（Centers for disease control and prevention, CDC）发布的免疫接种实践指南，血液肿瘤患者及接受放化疗治疗的实体肿瘤患者属于免疫受损人群。《中国流感疫苗预防接种技术指南（2020—2021）》中未提及肿瘤患者的疫苗接种问题。目前尚无新冠病毒疫苗对免疫受损人群（例如恶性肿瘤、肾病综合征、艾滋病患者）、人类免疫缺陷病毒（HIV）感染者的安全性和有效性数据。我国《新冠病毒疫苗接种技术指南（第一版）》提出，免疫受损人群疫苗接种后的免疫反应及保护效果可能会降低。对于灭活疫苗和重组亚单位疫苗，根据既往同类型疫苗的安全性特点，建议接种；对于腺病毒载体疫苗，虽然所用载体病毒为复制缺陷型，但既往无同类型疫苗使用的安全性数据，建议经充分告知，个人权衡获益大于风险后接种。美国疾病控制预防中心推荐的免疫接种程序也提到，免疫抑制者接种非活疫苗的安全性可耐受，但有效性可能受到影响，抗体反应不理想；接种减毒活疫苗则可能引起严重并发症。推荐接种的疫苗主要为流感疫苗、肺炎球菌疫苗等非活疫苗，而水痘带状疱疹疫苗和麻疹、腮腺炎、风疹疫苗等减毒活疫苗则不推荐使用。血液肿瘤患者及接受放疗、化疗的实体瘤患者，免疫能力受到抑制，在免疫抑制治疗结束后至少三个月内，不应接种减毒活疫苗。

对于接受利妥昔单抗治疗的患者，为了获得疫苗的最佳免疫原性，相关指南建议将免疫接种推迟到最后一剂利妥昔单抗后至少 6 个月。对于接受其他小分子靶向药物及单抗类药物治疗的肿瘤患者，国内外相关指南并未专门提及，建议结合临床情况决定是否接种疫苗。

附录 5-2　我国已上市疫苗类型

疫苗类型	疫苗名称
非活疫苗	13 价肺炎结合疫苗、23 价肺炎多糖疫苗、A 群 C 群脑膜炎球菌多糖疫苗、A 群 C 群脑膜炎球菌多糖结合疫苗、A 群流脑多糖疫苗、ACYW 群脑膜炎球菌多糖疫苗(四价结合流脑疫苗)、百白破联合疫苗、白喉破伤风联合疫苗、百白破灭活脊髓灰质炎和 b 型流感嗜血杆菌(结合)联合疫苗、百白破 b 型流感嗜血杆菌联合疫苗、破伤风疫苗、甲肝灭活疫苗、脊髓灰质炎灭活疫苗、流感病毒裂解疫苗[流感三价灭活疫苗(IIV3)]、b 型流感嗜血杆菌结合疫苗、四价流感病毒裂解疫苗[流感四价灭活疫苗(IIV4)]、冻干人用狂犬病疫苗、乙型脑炎灭活疫苗、肠道病毒 71 型灭活疫苗、森林脑炎灭活疫苗、双价肾综合征出血热灭活疫苗、钩端螺旋体疫苗、新冠病毒灭活疫苗(如国药、科兴)
减毒活疫苗	卡介苗、冻干鼻喷流感减毒活疫苗[流感三价减毒活疫苗(LAIV3)]、水痘减毒活疫苗、脊髓灰质炎减毒活疫苗、麻腮风联合减毒活疫苗、麻疹风疹联合减毒活疫苗、麻疹腮腺炎联合减毒活疫苗、腮腺炎减毒活疫苗、甲肝减毒活疫苗、乙脑减毒活疫苗、口服轮状病毒活疫苗、黄热减毒活疫苗、口服五价重配轮状病毒减毒活疫苗
新型疫苗	伤寒 Vi 多糖疫苗、新冠重组蛋白疫苗(智飞生物)、九价人乳头瘤病毒疫苗、四价人乳头瘤病毒疫苗、双价人乳头瘤病毒疫苗、重组乙肝疫苗、重组 B 亚单位/菌体霍乱疫苗、重组戊型肝炎疫苗、流感病毒亚单位疫苗、重组带状疱疹疫苗、重组新冠病毒疫苗(克威莎,康希诺生物股份,为腺病毒载体疫苗)

中文索引

英文索引

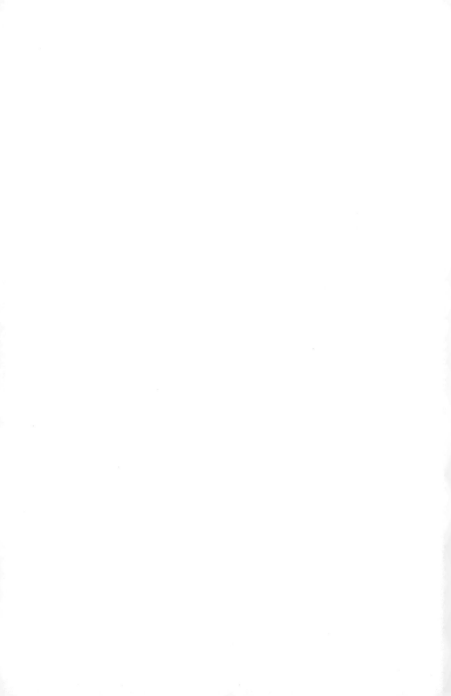